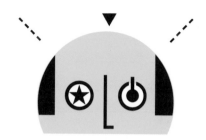

56天！還你濃密頭髮

掉髮絕對可以根治！

대머리를 기만하지 마라

方基浩◎著

顏崇安◎譯

高寶書版集團

14大 生髮迷思 vs. 真相

	迷思	真相
1	營養不良會掉髮？	• 事實上，幾乎沒有因為營養不良而掉髮，反而是營養過剩才會造成掉髮。
2	吃黑豆就會長頭髮？	• 吃再多豆子也沒有辦法讓頭髮變黑，也沒辦法只靠豆類就生髮。
3	頭皮溫度高所以掉髮？	• 根據作者比較過 2450 張的頭皮熱分布影像結果顯示，禿頭患者與一般人，頭皮熱度並無太大差異。
4	防止掉髮的洗髮精可以生髮？	• 市面上販賣的頭皮外用液，除敏諾西代外，大部分是添加清涼感的成分，如薄荷、薄荷醇、水楊酸、辣椒酊與酒精外用液，效果言過其實。
5	去屑洗髮精可以防止掉髮？	• 若長時間使用去屑洗髮精，反而會對藥物產生抗藥性，讓菌類繁殖更多，頭皮屑也越來越多。
6	頭皮營養液可以生髮？	• 這個方法並不能使你生髮，而是防止掉髮的輔助方針之一而已。
7	頭皮按摩可以生髮？	• 頭皮按摩不可能達到毛囊所存在的深處皮，只是放鬆緊繃神經，穩定心情，舒緩頭皮肌肉的一種方式。
8	植髮一次可以植五千根！成功率還高達99%？	• 移植一個毛囊最少需要 10 秒。若在四小時內要植完 5000 個毛囊，平均 2.88 秒就要植好一個毛囊。這是不可能的。
9	植髮可以讓頭髮更多？	• 植髮不是讓頭髮變多而是分配頭髮，沒弄好還會讓頭髮更少！
10	頭皮去角質可以生髮？	• 毛孔周圍的角質，大多扮演著保護新生毛髮的角色。就像保護眼睛的眼睫毛，可以防止灰塵或細菌進入毛孔。
11	利用幹細胞是治療掉髮的唯一辦法？	• 在未來的確可能發展為治療方法之一，但掉髮是一項現在立刻就想要解決的問題。
12	菲那雄胺（finasteride）會造成陽痿？	• 服用該藥的患者中，有 3%～5% 左右感到性慾低落，但若給他們服用安慰劑，則減少至約 1.7%。
13	敏諾西代（minoxidil）會引起大量掉髮現象（shedding）？	• 根據作者過去 20 年來的研究結果，使用敏諾西代的患者中，只有 50% 以下有達到生髮效果。但即使沒有達到生髮效果，對於雄性禿的掉髮現象仍有一定的減緩作用。
14	慢性疲勞和疲倦感是肝的問題，進而造成掉髮？	• 慢性疲勞症候群的患者，大部分肝指數都非常正常。且實際上，因為肝疲勞而身體疲倦的情況非常少。

56 天！還你濃密頭髮的
全方位生髮一覽表

掉髮絕對可以根治！ 方基浩／著

問題解決方案

- 經老鼠等各種動物實驗結果顯示，減少 40% 食物量的受試組，顯示幾乎沒有掉毛狀況且壽命較長。因此減少食物攝取量反而比充分飲食來得更健康也不亦掉毛。

- 以玄米 92%、小米 4%、高粱 4% 的比例來做飯。因這三樣組合，擁有生髮必要蛋白質、酵素、輔酵素。特別是小米與高粱，有部分的抗二氫睪固酮（DHT）效果，且富含鋅、銅、硒、鎂、鉀等生髮必要物質。

- 比起頭皮熱度，更應注意汗的問題。因為流汗會讓皮脂腺分泌增加，容易變成脂漏性頭皮炎。
- 應減少攝取肉食以及甜度高、重口味、油脂多的食物，而改吃玄米、蔬菜、水果。

- 正確選擇防止掉髮洗髮精方法：
1. 以植物性或天然介面活性劑所製造的洗髮精。
2. 較少起泡泡的洗髮精，才能避免頭皮變鹼性，防止細菌及毛囊蟲大量繁殖，演變成脂漏性頭皮炎。
3. 符合自己掉髮症狀的洗髮精。

- 若確定是頭皮過度角質化，可以在中性的洗髮精或是天然的介面活性劑洗髮精中加入幾滴茶樹精油後使用，對於減緩掉髮與減少頭皮屑有一定的效果。

- 一定要有下列成分兩種以上的頭皮營養劑，才具效果：
血管擴張成分、能抑制 DHT 或 5α 還原酶的成分、抑制皮脂成分、角質軟化及細胞再生成分、抗氧化成分。

- 為促進頭皮血管血液循環，按摩枕動脈流經的肩膀肌肉及斜方肌、頸部後方肌肉反而更有效。
- 建議睡覺時使用矮枕，並枕在靠近脖子的地方。

- 後腦勺的頭髮並非源源不絕。手術時會挖掉真皮附近的組織，毛囊就會永遠從原處消失。
- 最好找一次手術移植不超過 3000 個毛囊的醫院。

- 治療掉髮的好方法是服用獲 FDA 認可的抑制 DHT 藥物柔沛及適尿通，塗抹敏諾西代及銅三肽。
- 為了達到這兩種方法的加乘效果，必須同時實施讓人體荷爾蒙平衡正常的「三合一酵素療法」。

- 使用三合一酵素複合物酵素液或是治療原因菌的藥劑，以及克多可那挫洗髮精（仁山利舒），或是硫磺成分的洗髮精（舒聖），都會得到絕佳效果。

- 幹細胞至今仍是個不確定且不成熟的治療方法。最少需持續一年以上，並同時搭配其他。
- 一個月內注射兩、三次的幹細胞療法，成效不足，只能看做是治療掉髮的輔助方針。

- 菲那雄胺可以減輕毛囊中過度分泌的 5α 還原酶的作用，抑制對毛囊有害的 DHT 生成。
- 實際調查服用此藥一年半的數千名掉髮患者，70% 以上停止掉髮，且約有 60% 的患者長出了新髮。

- 以下兩種方法，可以補助敏諾西代的不足：
1. 將維生素 A 酸與的敏諾西代混和塗抹，可提升掉髮治療效果，且增加毛髮率。
2. 同時使用敏諾西代與魚腥草、紫蘇、綠茶葉、酒精萃取複合物，可降低因敏諾西代引起的發癢症狀。

- 吃太多東西，睡眠不足，首先會感到疲勞，接著是囤積腹部脂肪，最後則是掉髮。但這一切並非肝所造成，而是很容易產生錯覺的大腦在作怪。

※ 解釋書中經常出現的以下兩個單字

1. 三合一酵素複合物（Triple Enzyme Complex）

指利用含有大量抗氧化、消炎、抗二氫睪固酮（DHT, dihydrotestosterone）成分的魚腥草、紫蘇、綠茶葉三種東西所製成的天然藥材。可以製成飲用或是塗抹的酵素液。

2. 三合一酵素療法

指為了生髮，必須從日常生活中改善、施行的三種生髮祕訣。第一是調整飲食量，並改吃糙米及蔬菜為主的食療，第二是三合一酵素複合物，第三是服用菲那雄胺（finasteride），並配合使用敏諾西代（minoxidil）、右泛醇（dexpanthenol）、維生素 A 酸（tretinoin）。三合一酵素療法中的第二項即為上面所說明的三合一酵素複合物。

目錄

第三章　**從真實案例來看掉髮原因以及治療方法**

第四章　**對於掉髮的十三個誤會**

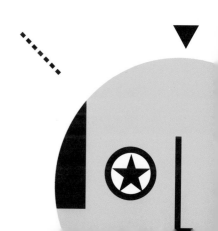

還記得在某次訪問中，有記者問我，死前一定要做的事情是什麼。

死前一定要做的事，第一項無疑是完成所有掉髮人最引頸期盼的事情。我知道，所有掉髮人最大的心願，便是生髮。所謂目標並不是一成不變的。小時候你的目標可能是總統、科學家、老師、藝人，但隨著年紀的增長，你所盼望的目標會不停地改變。不過唯有掉髮人全都有著共同不變的目標，就是生髮。掉髮並不是肉體上的病痛，而是心靈上的折磨，比生病還要痛。有掉髮困擾的人，總會這麼說：「站在別人面前，自己彷彿就像是什麼都沒穿一樣赤裸難堪。」因禿頭而造成的自卑、缺乏自信、憂鬱症等，遠比想像中還要更為嚴重。每當看到為了子女掉髮問題，內心煎熬的父母跑來向我求

助，我都會感到非常心酸。透過這本書，我會將長年以來研究的生髮祕訣與治療方法全部公開。

　　第二項是告訴大家，如何自然且幸福地面對生命終結。死亡並不是一件痛苦的事情，而是自然的現象。你沒有理由痛苦地接受死亡，或是痛苦地死去，這一切都取決於你的努力。「生老病死」這四個字雖然有著各自不同的意思，但人們往往將「病、死」看做是一體的，因為現實就是如此。韓國平均每三人就有一人死於癌症，就算不是癌症，受中風、癡呆、高血壓、糖尿病等疾病折磨，在病痛中死去的人也不在少數。但我必須說，病死其實並非是一件自然的事情，你必須了解，這是你忽略了身為人的尊嚴，是一件非常不自然的事情。

　　第三項則是教導大家分享生命的方法。在地球上，每年有三千萬條生命死於饑荒，相當於一半以上的韓國人口。但是只要我們每個月選擇一天吃素，一年就可以讓一億兩千萬名以上的人活下去；英國人只要一個月吃兩餐素食，一年就可以讓三千萬人有東西吃。不驚訝嗎？素食不只能讓你更健康，也是實踐愛的一種方式。

　　既然你選擇了這本書，就代表你是個注意到自己頭

髮漸漸減少的人。我保證，這本書可以拯救你逃離陰暗的掉髮人生。不只如此，我還會讓你與你心愛的家人知道，你是無數不良診所、不實藥廠、奸詐商人陰謀下的犧牲者。無數的不肖醫生與藥廠，利用掉髮這個弱點，欺騙了你，賺飽自己的口袋，他們甚至指責我，希望我永遠不要出版這本書。

你只要相信，這本書裡包含了所有電視、網路、醫院都不會告訴你的生髮方法即可。或許現在的你會心存懷疑：「其他的生髮專家，為什麼不教我們這些方法呢？」原因有二。

第一，他們根本不知道掉髮的根本原因，也不懂治療的本質。我並不認為他們說謊，當自己都不知道事實的時候，所發表的言論就不算是謊話。因為在說空話的時候，是不需要有正確事實根據的。

第二，因為他們是生活在資本主義下的經濟動物。只要你看了這本書後，就不會再被那些讓你輕易掏出錢的各種無效生髮產品、高價多功能洗髮精、掉髮管理中心騙了。過去的相關支出，就當作是學一次乖的代價吧！

雖然在你翻閱這本書的時候，可能也還未從受騙的狀態下脫離。但是現在的你絕對與以往不同，因為至

少你現在知道自己被騙的事實。讀了這本書的你，能夠清楚分辨他們的謊言，不再被不良診所、不實藥廠、奸詐商人欺騙，還能清楚明確知道如何防止掉髮和如何生髮。

如果你因掉髮問題而倍感折磨，我可以向你保證，透過本書，你的人生將有一百八十度的大轉變。我在過去十五年，替超過十萬名的患者看診、治療，是公認擁有最多掉髮患者的醫生。當我決定要將生髮祕訣寫成書時，身邊的人多持反對意見。因為這等同於斷了他們的飯碗。但是我沒有辦法為了賺飽自己的口袋，而看著這些因為掉髮而痛苦的人深陷挫折之中，我反而想將祕訣公開，與大家分享，讓無數位掉髮人重拾自信，開創嶄新的人生。

千萬別忘記，我跟你是站在同一邊的。我比誰都還要了解禿頭所帶來的痛苦與挫折。雖然經過無數次的親自測試、研究、臨床實驗，成了一名成功的掉髮治療醫師，但是過去的我也是深陷在掉髮的痛苦與折磨當中的一員，甚至還愚蠢地動過輕生的念頭。因此，我想透過這本書，公開正確且有效的生髮方法。

這本書中所記錄的所有生髮祕訣，都是我這些年來親自看診、治療所累積的經驗，還有透過無數次的反覆

實驗所鑽研而出的結果。因此與那些已經老舊陳腐的知識，還有未經嚴格查證的不實治療方法有著天壤之別。雖然我是專門治療掉髮的醫師，但從現在開始，我將代表所有因掉髮而困擾的民眾，正式向掉髮宣戰！最終勝利絕對會是我們的。

第一章

此時此刻的你，
也依然被欺騙

你雖然不能改變風的方向，但可以調整風帆。

－作者不詳

迷思與真相

● 營養不良會造成掉髮？
→ 那流浪漢的頭髮那麼濃密又該如何解釋？

● 吃黑豆就會長頭髮？
→ 正確應該是吃糙米、小米、高粱才會生髮

● 頭皮的溫度高所以掉髮？
→ 難道東南亞或熱帶地區的人全都是禿頭嗎？

● 防止掉髮的洗髮精可以生髮？
→ 洗髮精瓶身上絕對不會寫這種文宣

● 去屑洗髮精可以防止掉髮？
→ 不要期待會有驚人的效果

● 頭皮營養液可以生髮？
→ 只是防止掉髮的補救方針之一

● 頭皮按摩可以生髮？
→ 按摩的效果根本進不到你的毛囊血管裡

● 植髮一次可以植五千根！成功率還高達百分之九十九？
→ 所以平均植每一撮頭髮只需要二‧八八秒？是神手嗎？

- 植髮可以讓頭髮變更多？
  → 植髮不是讓頭髮變多而是分配頭髮，沒弄好還會讓頭髮更少！

- 頭皮去角質可以生髮？
  → 過度的去角質反而會讓掉髮問題更嚴重

- 利用幹細胞（stem cell）是治療掉髮的唯一辦法？
  → 幹細胞治療是「未來」的方案，至今尚未證實療效與保證安全性

- 菲那雄胺（finasteride）會造成陽痿？
  → 負面思考與掉髮所造成的自卑感反而影響更深

- 敏諾西代（minoxidil）會引起掉髮現象（shedding）？
  → 不是掉髮，而是毛髮的循環現象！

- 慢性疲勞，還有疲倦感是肝出了問題，進而造成掉髮？
  → 肝從生到死都只會做對你身體有益的事情

　　如何？對於有掉髮問題的你來說，這些話是不是感覺很熟悉，好像多少都有從哪裡耳聞過呢？或是你曾經也親自嘗試過這些方法？那你覺得，結果怎麼樣呢？

　　一部分的不良醫生與不肖業者，用這種似是而非的方法，欺騙掉髮的你，只是為了騙取你口袋裡的錢。因此，這些不良醫生之間，是絕對不會互相探討真正有效生髮辦法的。不管他們平常是科學家、醫生還是獸醫，穿著白袍的他們，都會用艱難的專業術語以及圖表，試圖想騙過什麼都不懂的你。

　　當然，並不是所有說法都是沒有根據的。改善掉髮

確實與上述這些方法有點關係，但絕對不會是解決掉髮問題的正確做法。首先你要知道，改善掉髮與生髮從根本上的性質就完全不同。生髮是科學，科學強調因果關係。若只是憑藉著片面的部分關係而進行治療，是絕對不可能解決你的掉髮問題。

另外，推薦上列方法的人，是絕對不會去探討你的健康狀態、身體年齡、飲食習慣等等。你多久喝一次酒、抽不抽菸、是否有肥胖問題，都與他們販賣商品無關。他們總是將掉髮的其中一個小小原因，用華麗的廣告手法放大包裝，來吸引消費者。掩蓋（或是根本不知道）掉髮的真正原因（遺傳或自然老化），將間接的原因當成主因。沒有正確的因果關係，當然就不會出現理想的效果。

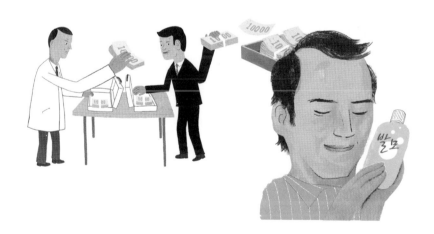

我曾經鄭重地對這些欺騙掉髮的人說過：

「你們真的能理解掉髮人的絕望嗎？」

他們當然給了我肯定的回覆。

「那你們感受過那種絕望嗎？」

掉髮人所感受到的失落感是無法用任何言語來比喻的。你是帶著一顆沉重不安與擁抱一絲絲希望的心向他們求助，但這些人只想利用你所剩不多的頭髮，欺騙你，賺飽自己的荷包。

這些人會不停地勸你去做那些可以讓他們賺飽荷包的治療方法，像是「治療掉髮問題，最好的方法是植髮，幹細胞更好，使用高週波或是頭皮雷射都會有效果」，但這都只是他們的手段罷了。

我將透過這本書，告訴你掉髮的真正原因以及正確治療方法，並解開所有對掉髮的誤會，幫助因掉髮所苦的所有人從痛苦中解脫，重新找回健康又幸福的人生。

我想透過這本書傳遞三大關於生髮的重點：

第一，即使不去醫院或是專門治療中心，你也能夠生髮。這本書會教你如何每個月花費大約七萬韓圜（約台幣一千八百元），就能在家輕鬆執行的方法。而且，最快二十八天，最長五十六天左右，你就能夠親眼看到

效果。

　　第二，透過飲食療法不只能生髮，也會讓你變得更加健康。掉髮並非因為營養不足而產生的現象，而是因你過度攝取某些東西才會產生問題。因此，首先要做的是改變你的飲食習慣。

　　第三，了解人體的酵素機制（enzyme mechanism），生髮會變得更簡單。理解人體的酵素機制，並且反應在飲食習慣上，除了可以提升你的免疫力，增進頭皮代謝讓你生髮外，還會讓你整個人都有煥然一新的變化，這一切比你想像中的還要簡單許多。

關於我的青春
自白

悲劇

　　某個炎熱的夏日午後，在女子大學前，我邂逅了一位穿著白色運動鞋，短裙白上衣，清純又性感的完美女孩。那一眼就讓我一見鍾情，於是暗自在心裡決定——我要讓這位女孩，做為我二十五歲的完美休止符。好不容易我鼓起了勇氣向她告白，幸運地她接受了我，就這樣開始了令人小鹿亂撞的甜蜜愛情。

　　讓我又驚又喜的是，這位女孩不只外表是我的女神，就連興趣都非常相似，我們之間總有說不完的話題。與她在一起的時光，她的美麗總是讓我的視線無法離開她，心臟彷彿只為她而跳動。

　　我們總是在傍晚或是深夜裡約會。並不是因為我好色、陰險，而是因為有著讓我難以啟齒的理由。我常常

以各種藉口，硬是將見面的時間拖到太陽快要下山的傍晚。窗明几淨的咖啡廳會令我不安，因此我們往往在黑暗的電影院裡看完電影後，帶著一點不捨與遺憾結束一天的約會。我常常會擔心，這樣完美的女孩會不會覺得我的行為舉止怪異，因此約會時的我，總是畏畏縮縮、結結巴巴，話都說不清楚。

每次結束約會回到家後，為了彌補遺憾、安撫女友，我總是與她講很久的電話。在外面約會時，我的心思總得分一部分在那難以啟齒的頭部，而當面無法暢所欲言的話，在電話裡就能放鬆自然地說。

有一次，女友在電話裡這麼對我說。

「基浩先生講電話和見面時，好像是完全不同的人啊！」

我知道，我深深知道自己與她見面時的動作有多麼不自然。

「對啊！我外表看起來有點木訥嘛！但我的內心絕對不是這樣的。」

為了安撫女友，我的冷汗直流。

我遺傳到父親，從二十多歲開始，頭髮就急速減少。與這位女孩交往時，正好是我掉髮現象最嚴重的時候。雖然處於最能盡情耍帥的年紀，我卻沒辦法嘗試時

下流行的髮型，甚至還必須悲慘地配戴假髮來掩飾我的掉髮。當時的假髮，並不如現在自然，即使到了專業的假髮中心，那些假髮還是假的讓人十分尷尬，尤其是瀏海與頭髮分線，怎麼弄都怪異。

與這位女孩交往時，正好是最熱的三伏天（譯註：一年當中最炎熱的時候）。每次結束約會回到家後，為了摘掉那如同仇人般的假髮，我第一個去的地方一定是浴室。首先，要一個個拆下跟腳鐐沒兩樣，牢牢固定著假髮的髮夾。一根、兩根、三根……，看著髮夾上卡著比血還珍貴的頭髮，我感到心如刀割。

再抬起頭看著映照在鏡子裡，脫下假髮後那慘不睹的模樣，我心想：沒有比我更厲害的禿頭搞笑藝人了。不，鏡子裡這位禿頭男，根本就是電影〈魔戒〉裡的咕嚕！這一定是詛咒，是神的詛咒！

當時的社會，流行著一股健身的風氣，男人們熱衷於吃高蛋白補充劑，勤快地練身體。而我卻完全沒有健身的心思。沒有頭髮，空有六塊腹肌又有什麼用呢？只會更可笑罷了。因為我的掉髮問題，不管是健身，還是任何挑戰，都害我提不起勁來。

終於，我最擔心的那天還是來了。

我的完美女孩對我說：「基浩先生，你還記得我們

第一次見面，你說過的話嗎？」

我答道：「嗯，當然記得。我說很喜歡妳的性格？」

「不是那個。」嗯……那會是什麼呢？我戰戰兢兢
地等著她的答案。

「我們不是約好要去遊樂園嘛！」

我的外表看起來非常的平靜，但內心裡早已掀起了
滔天巨浪。

「嗯……好啊！我也很喜歡遊樂園。」我只能口是
心非地爽快答應她。

從那天起，我就開始煩惱了。要去遊樂園，就必須
在白天見面，選在夜間去遊樂園這種丟臉又小家子氣的
舉動是絕對不允許的。在大熱天裡戴著假髮，事實上就
等於戴著一頂毛帽。在熱天裡戴著毛帽搭雲霄飛車……
光用想像就是個驚悚的故事。「在遊樂園裡能撐幾個小
時？」、「被發現了怎麼辦？」、「她大概不會再跟我交
往了吧！」這些煩惱，已經超越了煩惱的等級，根本是
一種酷刑。

從約定好去遊樂園的前兩天起，我就開始排練了好
多次預想的情況。練習怎麼把假髮戴牢，讓它即使一整
天戴著也不會掉下來，髮型不會亂掉。

與女友約定的日子是八月十五日，還記得是個酷熱

的一天。像愛寶樂園這種雲霄飛車類超多的地方，我打死都不想去，找了各種理由，拉著女友去了位在果川市的首爾樂園。

在當下那一瞬間，我不禁開始埋怨起父母。如果我的父母沒有這樣的遺傳基因，我就能大大方方地牽著這善良又美麗的女孩了，我心頭上總像是壓著一個黑暗又自卑的影子，時時刻刻提醒著我是禿頭。那些速度快又刺激的遊樂器材，我只能以人多、害怕等理由勸退女友，搭雲霄飛車是我絕對不能去嘗試的「自殺行為」。我與女友穿插在小孩當中，搭著像旋轉木馬一樣溫和不刺激的遊樂設施，拚命地照相。就算如此，與她在一起的時光，對我來說還是非常愉快。

但隨著時間流逝，我頭上的假髮可一點也不愉快。我的頭皮就像進了三溫暖一樣。熾熱的陽光讓假髮的表面燙得像被太陽直射過的汽車引擎蓋，而我的頭皮就像烤箱裡的豬肉，逐漸被烤熟，汗水沿著額頭與鬢角不停地流。我不斷以要去買飲料或點心為藉口，飛奔到化妝室裡檢查我的頭髮。果然不出我所料，瀏海與頭髮分線變得非常不自然，我拿出事先準備好的髮夾與攜帶式吹風機，匆匆忙忙地重新整理了我的頭髮。一整天下來，這樣的動作已不知重複了多少次。

「基浩先生，現在我們去搭雲霄飛車吧！」

女友的這句話頓時讓我晴天霹靂。我急忙拉著她直奔我們正前方的「松鼠滾輪」，搭了上去。「松鼠滾輪」是一種坐著玩的遊樂設施，當你坐進去後，會前後三百六十度迴轉，如果不抓穩腰前的把手，就會在滾輪裡東倒西歪，身體撞來撞去。但是必須顧慮著假髮的我，只能雙手緊緊護著我的頭，放任我的肩膀、膝蓋撞出一片片的瘀青。

當時我心裡不斷地咒罵，到底是誰想出這種整人的遊樂設施，竟然只有在腰部簡單用一條把手擋著。在不停翻轉搖晃的遊樂設施裡，雖然我想帥氣地抓著女友的手保護她，但我卻沒有辦法分心，只能把全部的注意力都放在我的頭頂。經過一番搖晃後，我終於逃出那令人滿身瘡痍的遊樂設施。突然，我感到一陣噁心暈眩。

我立刻衝往了醫務室。只是搭個遊樂設施就躺在床上的男人，女友一定覺得非常丟臉吧？我好像失去了意識。突然，我睜開了眼睛，因為感受到來自頭頂一股不尋常的涼爽感。這種感覺讓我嚇出了一身冷汗，趕緊檢查假髮的狀況，還好假髮還牢牢地黏在頭上。但我卻沒見到女友的身影。我心想：該不會是因為我剛剛完全沒有照顧她，只顧著自己的假髮，所以她心寒地走了吧？

我感到一陣虛脫，抓著病床旁的欄杆緩緩坐了起來，頭還有點暈，護士也勸我再多躺一會。雖然我真的很想躺著好好休息，但若躺下壓著後腦勺的頭髮，就會動到固定假髮的髮夾，使前面的假髮浮起來，因此我根本沒辦法安心地躺著休息。假髮業者們聲稱戴著假髮也能睡覺，真是天大的謊言。即使躺著也沒辦法將頭部完全地靠在枕頭上，反而為了不要壓到頭髮，用盡上半身的力氣撐著，我想當時那樣子一定看起來非常可憐又可笑。

隨著時間過去，我越來越焦急。「女友為什麼不來呢？」鏡子裡的我，真的好憔悴。雙眼無神，臉上一點血色也沒有，再加上假髮，看起來實在是糟透了。「女友到底去哪了呢？」等了一陣子，她還是沒有出現。一股後悔與絕望感襲捲而來。該不會是在我昏過去的時候發現了我的假髮吧？早知道就不要躺下了啊……

我搖搖晃晃地走出了醫務室，左邊肩膀還因為剛剛那遊樂器材的猛烈攻擊感到疼痛，我好想把包包裡的髮夾、攜帶式吹風機、小型電風扇、整理頭髮的道具全都丟掉。女友都離我而去了，這些東西都不再需要了。深陷在絕望中的我，踏著沉重的步伐往首爾樂園的出口前進。

突然我覺得固定假髮的髮夾，把我的頭髮拉得好

緊，頭皮又癢又痛，所以我把側邊與前方的髮夾都拆了下來，再把後方的髮夾夾鬆一點，假髮終於透了氣，微微風飄進的感覺十分涼爽，我一邊伸手抓癢頭皮，心裡不免感到一絲悲哀。

我自嘲道：「像我這樣的人，沒有女友更好吧！」「我怎麼會跟女友來這種地方呢⋯⋯只在晚上見面不就好了嗎？早知道講講電話就好了，為什麼要來這裡受這種罪⋯⋯」

我望向遠方，有個像女友一樣，適合白 T 恤與短裙的女孩出現在眼前。「從現在起，我的人生中應該不會再有這樣的女人了吧！這樣的女人不會屬於我，會屬於別的男人⋯⋯」忍不住地自暴自棄、苦笑。然而正當我抬起頭時，卻有著一種奇怪的感覺，那個女孩好像一直在看著我，該不會是我的錯覺吧？

這時，從遠方傳來了這位女孩的聲音。

「基浩先生你到底去哪裡了？」

是女友，她的手裡還拿著清涼的飲料。

「我一直在到處找你啊！現在還好嗎？」

不知道是不是因為終於找到了我，我發現她眼眶裡含著淚水。那一瞬間，我真的下定決心，我要把我的一生都獻給這個女人！接過她手上的飲料後，開始喝了起

來，突然感覺到有股熱熱的液體從臉上流下，在這悶熱的夏天，已分不清楚是汗水還是淚水的液體，比太陽還要熾熱。

「基浩先生，現在好點了嗎？」

「嗯，妳剛剛在哪？」

「看到你躺在醫務室，我就出去外面買飲料，結果回來就沒看到你。我還跑去廣播室廣播，都沒有聽到嗎？」

女友如此貼心的舉動，我想只要是男人應該都會感動地想把自己所擁有的全部都給她吧。突然，我覺得自己又充滿了活力。

「我們去吃晚餐吧！」

我摸摸口袋裡滿滿的現金，興奮地說道。為了約會，一個月來我省吃儉用存了不少錢，還事先預約了當時最有名的餐廳。雖然我也是第一次去這間餐廳，但在女友面前，我想大方又帥氣地請他好好吃一頓。

突然，女友看著天空。

「基浩先生，你看那裡！雲成了一條直線耶！」

我抬起頭看了看天空，是飛機飛過留下來的一條長長凝結尾。我突然覺得好像有什麼東西打到了我的頭，同時也感到一股涼爽的風吹過頭頂。瞬間，我僵住了，

女友看著我露出了不可置信的表情。

「基浩先生⋯⋯」

我幾乎是反射動作般快速地想要抓住我的瀏海。
但是奇怪！怎麼摸不到頭髮！假髮被風整個往後吹翻。
我竟然大意地忘記，剛才以為女友離開時，有把髮夾解
開。我趕緊將後頭的頭髮撥到前面，想掩飾我的禿頭。
這時，固定著假髮的最後一根髮夾，禁不起我的用力撥
弄，竟無情地掉了下來。

接下來的事情，我真的一點都不想再回想了。

一直以來守護著我頭皮的假髮，就這樣向後直直

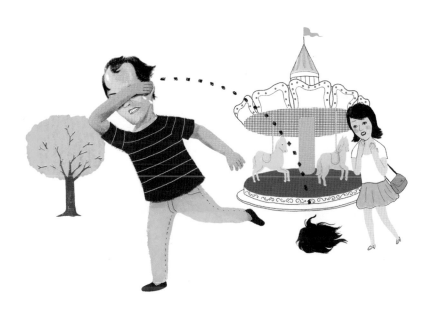

墜落在熱燙的柏油路上。接下來的事情我完全想不起來了，我根本不敢看女友的表情，就頭也不回地往前走了。當時只想著：要快點離開女友。掉下假髮的那一瞬間，不管是為了女友還是為了我自己，似乎都不應該繼續留在那裡。我快步離開，女友大概也是受到了太大衝擊，所以沒有叫住我，也可能覺得我是個變態吧！藏起自己本來的模樣接近女人，對她來說我或許是一匹「戴著假髮的狼」也說不定。

當天回到家後已經超過十點了。自虐般地徒步走了三個半小時，一點也感受不到疲倦，只覺得整個人死氣沉沉。就像久病臥床的人，雖然站起來了，卻沒辦法抓到重心，搖搖晃晃地行走。

一進到玄關，就聽到媽媽的聲音。

「兒子回來啦？餐廳好吃嗎？」

看到我那副模樣的瞬間，媽媽的臉色完全變了。

「你的假髮哪裡去了？」

「……」

媽媽大概已從我的沉默中預料到發生了什麼樣的悲慘情況，就再也沒繼續問下去了。

「我煮了你最喜歡的泡菜鍋，還加了姊夫鄉下家抓來的山豬肉。一定很餓了吧，快吃快吃！」

我發現媽媽的眼眶紅了。

「我什麼時候愛吃豬肉還有泡菜鍋了……」

二十五歲的愛情，就這樣空虛地畫下了休止符。

禿頭青年的悲哀

在那次的遊樂園事件後，我乾脆不戴假髮了。我的掉髮情形更嚴重了，也不想再跟任何女人交往了。因為一旦有了女友，就要為了頭髮而煩惱，感覺會變得更悲慘。但在幾年後，我又有了一位女友。有了愛人以後，就必須要戴假髮，讓我又開始苦惱不已。

「基浩先生，你髮型是不是換了啊？讓我看看。」即便女友說著像這樣再平凡不過的話，都會讓我膽顫心驚，趕緊嘗試轉移話題，隨著頭上的 M 字越來越向後退，頭髮也變得越來越細，根本不可能嘗試想要的髮型。又少又細的頭髮，不論我吹得多蓬鬆，只要十分鐘，就會恢復成原狀。

當時樂天世界的游泳池以及加勒比海岸這兩個遊樂園才剛建好，是戀人們最愛去的約會景點。我聽說加勒比海岸充滿著身材健好的男男女女，我不免又開始緊張了起來。根本就沒辦法去這種地方的我，女友卻總是不停在我耳邊說，加勒比海岸某個水上遊樂設施有多好

玩，希望我帶她去那裡約會。每當這種時候，我就會用艱澀的醫學用語來蒙混過關。

「我有恐水症（hydrophobia）。」

「那是什麼？」

「簡單來說就是害怕水，看到水就會變得神經質。」

像這樣的戀愛，是不可能長久的。隨著年紀增長，到了二十歲後段班的我，憂鬱症變得更加嚴重，對每件事情都失去了自信。前額的頭髮已經所剩無幾，從背影看上去是個學生，轉過身來就是個大叔。即使我下定決心去參加聯誼，也會被討厭的朋友拿我的頭髮來當話題，在女學生面前大肆地開我玩笑。每一次的經歷，都像是在我心上猛插一刀，而且，女學生們也絕對不會選擇與我配對。在朋友們一個個找到另一半，享受甜蜜戀愛的時候，我只能戴著帽子，悲慘地獨自度過青春。

鏡子裡那個二十八歲的青年禿頭，不論誰看了都會覺得陌生又不尋常，連自己都很難忍受這樣的自己。即使穿著當時最流行的打扮，Levi's 牛仔褲配格子襯衫，也沒辦法掩飾我的頭髮。因為實在太悲慘，連眼淚都流不出一滴來。

雖然大家總是說，醫科的學生人氣很旺，但那對我來說根本是天方夜譚。在大學最後一次校慶時參加了團

體聯誼，後來卻聽說主辦人因為我的關係被罵到臭頭。「怎麼會找這樣的男人來參加聯誼呢？」就更別說我遭受過的打擊了。禿頭明明就不是罪，也不是什麼嚴重的傳染病，不是嗎？

那年暑假，我每天躺在家裡，動也不動，詛咒著自己。我甚至還想過乾脆剃髮出家，當個不需要為頭髮煩惱的和尚。反正過了三十歲，所有人的外貌都會越來越像，我只能這樣安慰自己。為了撫慰悲慘受創的心靈，我終日埋首在心靈或精神層面的書堆當中，距離現實越來越遠，都快成了半吊子的哲學家。

雖然這段平靜的生活看似十分穩定，但那也不過是一種自我欺騙與逃避的手段罷了。「是啊！沒腦的笨女人才會喜歡那些只有外表的男人。只會找長得帥卻腦袋空空的男人，我一定不會因為禿頭就一輩子談不了戀愛。」即便在心裡做了再多的自我建設，只要踏出門的那一瞬間，就會全部再度倒塌。

平時常去的理髮店，要是有年輕小妹在，就會覺得丟臉絕對死都不會進去，唯有在上了年紀的老闆出現時才敢進去。我幾乎不在白天出門，就算要出門，也會盡量選在太陽西下的傍晚。即使在晚上，也不敢不戴帽子出門。禿頭青年的生活，真的比你想像中還要更加辛

苦、悲慘。

我的人生轉捩點

　　在當實習醫生每天早晚例行巡診時，禿頭的我常常被病患誤認成是上了年紀的科長級人物。常常聽到病患說：「科長，我做手術已經超過十天，傷口怎麼還這麼痛？」讓我哭笑不得。有時候，一旁的同學會向病患解釋，我並不是科長而是實習醫生，但話一說完，主治醫生、其他實習醫生，還有病患，總是會忍不住爆笑出聲。諷刺的是，當時的神經外科科長，頭髮反而還比較茂盛。每當這種時候，我總會不自覺地開始慌張，尤其是在多人病房時，總覺得所有病患的視線都集中在我的頭上，因此巡診時，我總是盡量躲在能遮住自己的位置。某次，神經外科的副教授可能實在是看不下去我這種行徑，叫住了我。

　　「喂！為什麼你都不看病患，總是躲在後面，好像隨時準備逃跑一樣？」

　　生氣的副教授與主治醫生一同指責我的不是，並要求我寫一份長達十頁的反省文。我獨自坐在醫生休息室裡，準備寫反省文，內心感到憤怒又淒涼。不要說十頁了，我連三行都寫不出來。但要我寫出「非常抱歉，我

是個禿頭，病患總是把我錯認成科長，而我非常討厭這樣被誤會，所以選擇盡量躲在病患看不見的地方。」這樣的反省文，我也做不到。我過得到底是怎樣悲慘的人生啊……

此時，一旁的科長祕書突然問我：「要幫你叫個炸醬麵來吃嗎？」他看著我的眼神，彷彿很同情我。那一瞬間，感傷的情緒襲捲而來，一直強忍的淚水都快溢出眼眶，現在回想，實在很感謝那位祕書帶來的一點溫暖。

十頁的反省文，寫到第三行就詞窮的我，剛好瞥見了書櫃裡一本放了很久的書。書已經破損嚴重，看不清楚書名，而作者則是「諾曼‧文森‧皮爾（Norman Vincent Peale）博士」。那本書有著不明的魔力，就像愛倫坡（Edgar Allan Poe）的小說一樣，吸引著我。當下沒有辦法全部看完的我，於是決定偷偷把書帶走。

回到家後，我繼續閱讀這本書，且深陷在這本書之中。讀了兩遍後，不只是腦海裡，就連我的心裡，彷彿都升起了一束充滿希望的曙光。我趕緊到書店去，準備把諾曼‧文森‧皮爾博士的所有書都買回家。有些書記錄著博士開導多位放棄自己的人生，腦海裡只有自殺念頭的人們，重新看見人生光明的過程。博士的書不停對

大家強調，當你把重點放在自己潛在的能力上而不是缺點上時，所有的困難都能夠被克服，而且你的潛在能力會帶領你，完成更大的成就。除此之外，也收錄了許多殘障人士的成功經驗分享。

我把帶給我力量的句子寫下，一張張貼在家裡的各個角落，曾經充滿負面情緒與自卑感的我，就像被改造了一般，對自己充滿信心與希望。

「問題出現的地方，必然有著解決之道。」
「上帝不會給我們沒有辦法承擔的試煉。」
「相信自己做得到。」

雖然都是一些簡單的句子，卻讓我整個人的心態都改變了。
「我自己努力來讓頭髮長出來吧！我一定做得到。」

每天替老鼠剃毛的男人

之後，我開始天天往大藥局還有進口外國藥品的藥局跑。甚至還跑到據說是偷拿美軍物品來賣的地方，無所不用其極，想買任何對生髮有用的藥。當時 K 生髮

劑、M 頭皮營養劑還有中國製的生髮水是最火紅的商品，但其實都只是加了薄荷，空有清爽的感覺，並沒什麼實際效果。連續塗抹超過六個月後，連那種清爽的感覺也消失，甚至還會產生抗藥性，必須越抹越多。

失望的我，買了美軍部隊裡流傳的洛建（Rogaine），開始塗抹。洛建是世界上第一個獲得 FDA（美國食品藥品管理局，Food and Drug Administration）許可的敏諾西代（Minoxidil）藥劑。一開始使用時，的確有些細微的毛髮長出來，但三個月後，頭皮變得很癢，還長出了一點一點的奇怪東西，造成我很大的不便。不知道是不是因為針對西方人體質而製成的產品關係，質地很油膩，早上完全沒辦法塗抹。於是我靈機一動，把洛建與 K 牌生髮劑混合使用，頭皮癢的情況確實是舒緩了，但效果變得不太明顯，所以我要塗上比本來還要多三、四倍的量才能達到一樣的效果。但這種效果的生髮劑，要治療禿頭，根本是不可能的，我又再次陷入了挫折當中。

每當陷入挫折時，我就會開始讀諾曼・文森・皮爾博士的書。他說道：「你所渴望以及你所害怕的東西，一定會成為現實。因為身體會把內心深處的東西具體化。當你覺得自己一定做得到時，你就一定能做到。」

在這之後，黑豆、食醋、何首烏、牙膏，任何只要據說有生髮效果的東西，我都找來吃，拿來抹。還曾經有兩個月左右的時間，只吃豆類製品，像是豆腐、大醬湯、炒黑豆、納豆。結果不只消化不良，連尿液都變得異常的黃。去醫院檢查，還被診斷為酮血症（ketonemia，當主要飲食為高蛋白類與低碳水化合物時，體內脂肪會成為主要的能源供給，產生更多的酮體，當無法全部由尿液排出體外時，會堆積在血中，引發酮血症），醫生還警告我，如果狀況持續下去，甚至會造成腎臟問題，以及代謝性酸中毒（metabolic acidosis，體內的新陳代謝異常，造成身體酸鹼值平衡過度偏酸時會造成這種現象，主要好發於使用以肉食為主的高蛋白低碳水化合物節食法的人們）。而當時的我只一心專注在如何能生髮，即使會少一顆腎臟，我也毫不擔心。

後來，我開始使用參考《本草綱目》以及《東醫寶鑑》的方法，將漢方草藥與大蒜結合。將何首烏、白首烏與葛根、熟地黃一起熬煮後喝下，並將五枚六角大蒜搗碎成汁，抹在頭皮上，再用保鮮膜覆蓋。整個家裡都散發著中藥材店的味道，我的頭皮上也散發著濃濃的大蒜味，讓家人都非常受不了。

在使用這個方法的同時，我還使用了牙膏祕方。就是在洗完頭後，將約五公克的含氟牙膏抹在頭皮，但是一抹上去，頭皮就會像要燒起來一樣，眼睛也開始發紅，持續了四天之後我就放棄了。除了這些方法外，我還試過非常多種的民俗療法，但即使經過這麼多的努力，我的頭髮依舊沒有長出來的意思，還漸漸越掉越多。

在我拿到醫師執照，進入大學附設醫院工作後，看待禿頭的眼光變得跟之前完全不一樣了。我很驚訝，醫科教授、皮膚科醫生中，為何有這麼多位都是禿頭。像皮膚科與整型外科，不是應該知道許多與外貌相關的資訊與祕訣嗎？為什麼反而禿頭醫師比頭髮茂密的醫師還多呢？雖然這話可能很失禮，但我不禁感到疑惑：連自己的掉髮現象都無法解決的醫生，到底能怎麼治療掉髮的患者呢？

在我看來，將治療掉髮這項任務分配給皮膚科或整型外科的醫生，是沒有意義的。而且在大學時期，皮膚科及整型外科的教材，五百頁中講到關於掉髮現象的大約只有五頁，且內容還只是介紹不同種類的掉髮，並附上圖片。書上對於治療方法，則只寫到了敏諾西代（Minoxidil），除此之外沒有其他有用的方法。

在看到這些現實情況後，我下定決心要成為韓國第一位專治掉髮的醫生。這是個從來沒有人挑戰，也不想挑戰的未知領域。首先，我必須著手準備一間實驗室以及大量的白老鼠供實驗用。經過了一番折騰，我終於買到了，那也是我第一次知道，原來白老鼠的壽命不過兩、三年。因為媽媽非常討厭動物，於是我拜託了住在果川市的親戚，在那裡養白老鼠。但後來因為果川市開始進行都市開發，親戚的塑膠棚溫室被拆掉，我只好又把白老鼠帶到獻仁陵（地名，位於首爾市瑞草區內谷洞的王陵）附近。

　　為了研究掉髮，把老鼠的毛全都剃掉是首要關鍵。要在一天內把上百隻的老鼠毛都剃光，實在是一件不容易的事情。更何況，老鼠尿還要比老鼠屎臭上好幾倍。而實驗過程中，因飼料的品質均一很重要，所以選用的動物性飼料來源主要為美軍 PX 販賣的狗飼料罐頭，植物性飼料則是來自首爾中部市場或京畿道利川飼料市場的兔子飼料。

　　經過九個月的嘗試，試過無數種方法，進行多次的臨床實驗，我終於找到了生髮的相互關係。雖然只是相互關係，但卻是個充滿希望的開始。因此我開始完全投入實驗當中，辭去了原本在醫院的職務，每天進進出

出養老鼠的地方好幾次。每天早上巡視白老鼠的健康情況，還有觀察毛髮的生長狀態。

持續了三年，我找到了生髮最重要的關鍵。但這關鍵的生髮方法，比想像的要簡單，當時的實驗結果，成了我後來提出的「三合一酵素療法」重要基礎。

現今社會，每五位成人中，就有一位有掉髮的困擾，禿頭人口以超越想像的速度持續成長，即使說有千萬位禿頭也不誇張。禿頭之所以會成為一項擾人的問題，最大原因在於，處在現今這個人人都想表現自我的時代，頭髮也是表現自我的一個方法緣故。頭髮佔去外觀很大一部分，甚至可以決定一個人的第一印象。

或許有些人會這麼說：「掉頭髮就讓它掉啊！不要太在意，自己心態正常，有自信就好了。為什麼要為了掉髮而遮遮掩掩。」、「自己的心態最重要不是嗎？」等等。雖然我也能理解這些話，但是聽到這樣的話時，別說給他們勇氣了，對禿頭的人來說，更是會感覺到渾身不自在，就像是在欺騙自己一樣。

禿頭並不是一個無法治療的「絕對命運」。禿頭是一種只要你努力，就能讓頭髮重新長出來的「可逆轉的身體狀況」。不論造成掉髮的原因是什麼，禿頭絕對是

可以治療的。治療禿頭的首要目標是讓頭髮長出來，但是最終目的是克服你心中的自卑感，重拾自信。雖然目標是短期的，但目的卻是一項長期的抗戰，為的是重新恢復身為社會一員的自我存在感。我實際也看過曾經因為禿頭而與社會脫節的患者們，在開始接受治療後，往往變得比原本更積極地過生活。

　　在參加醫師考試時期，我的內心只有一個想法：「只要不放棄，就會有方法。讓這些方法一個個具體實現，成為我的東西。我一定能做到！讓我的頭髮，透過自己的努力長出來吧！」

若想得到一個從不曾實現過的結果，
那你就必須使用一個從未被使用過的方法。
　　─弗蘭西斯・培根（Francis Bacon）

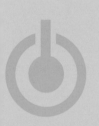

第二章
掉髮迷思 VS. 生髮真相

瞎扯與謊話是不同的。

說謊的人，知道事實但是故意掩蓋真相。

不說謊的人，知道事實，並且努力想傳達真相給我們。

相反的，瞎扯的人，根本不在意真相，

他們只是想引起我們的注意罷了。

－班‧高達可（Ben Goldacre）

1. 營養不良會掉髮？

那流浪漢的頭髮那麼濃密又該如何解釋？

迷思 ✗

　　人們常常認為，因為營養不良才會掉髮。但事實上，幾乎沒有因為營養不良而造成掉髮的情形。反而是營養過剩才會造成問題。營養狀況良好、體格健壯的歐洲男性禿頭比率，高的會讓你嚇一跳。反觀，你去看流浪漢、北韓人，或是戰地記者所拍下的第一次、第二次世界大戰照片，過去的人們，我們的祖父母，他們都曾處於營養缺乏的狀態，但他們的頭髮卻比現代人來的更加濃密。

真相 ✓

　　將實驗用的白老鼠，放在同樣的環境下，分成 A、

B 兩群，各一百隻。這批老鼠的壽命一樣，稱做平均壽命預測值。我們給 A 群的老鼠充分營養，而 B 群則減少百分之四十的量。結果會如何呢？

在過了平均壽命預測值後，獲得充分營養的 A 群老鼠，大多死亡。剩下來的幾隻，不是生病就是毛幾乎掉光。運動的能力也大幅下降，總是待在那裡不動，要不就是緩慢爬行。相反的，減少百分之四十食物量的 B 群老鼠，在過了平均壽命預測值後，大部分都還活著，且幾乎沒有掉毛的狀況。不只如此，牠們也維持著良好的運動能力。對此實驗結果感到驚訝的科學家們，另外

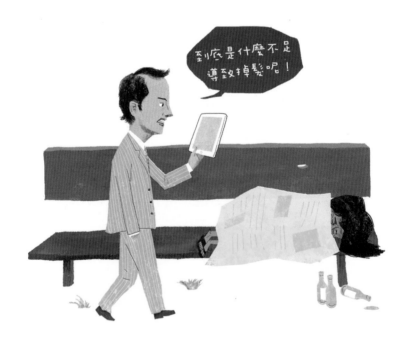

以狗、猴子、跳蚤、蛾等各種生物來做相同的實驗，都得到了相同的結果，「限制進食量的個體，會延長壽命」。這個實驗是一九九五年華盛頓大學約翰・赫洛斯基（John Holloszy）教授的實驗。

Tip

你聽過老拜爾（Old parr）這個人嗎？或是聽過老拜爾（Old parr）這種酒嗎？

在俄羅斯，曾經有一位活到一百五十二歲的長壽老人叫做老拜爾。他不像你所想的，年紀大動作就遲緩。在他超過一百歲時，身體還非常的硬朗，一百二十歲時還跟貌美的四十五歲寡婦再婚。甚至還因為讓少女懷孕而被關進監獄。皇帝對他感到很好奇，就把他邀到皇宮中，探討他長壽的祕訣。老拜爾原本住在一個水質很好的地方，而且他吃素。皇帝為了想學習他長壽且精力旺盛的方法，便讓他住在宮裡就近觀察他。進了皇宮的老拜爾，天天參加貴族所舉辦的派對，吃遍以前不曾嘗過的山珍海味，不到一年後，他就過世了。

當時有許多人對活到一百五十二歲的老拜爾的身體，感到非常好奇。英國皇家醫學協會中，當代最厲害的名醫威廉・哈維（William Harvey）主刀解剖了他的身體，發現老拜爾身體裡的內臟功能，還跟二十歲左右的青年沒兩樣。老拜爾長壽的祕訣，其實不過是因為他順應自然的生活，遠離油脂過多的肉食，以素食為主的簡樸三餐，適當的勞動使身體的排泄及消化功能良好，還有充分的休息與睡眠罷了。

2. 吃黑豆就會長頭髮？

正確應該是吃糙米、小米、高粱才會生髮

迷思 ✗

　　包含黑豆等黑色食物，據說對於防止白頭髮及掉髮很有用，對健康也很好，因此黑色食物一直很受歡迎。我也常常看到掉髮患者告訴我他大量攝取了豆類製品。但實際上，吃很多的黑色食物，並沒有辦法讓你的白頭髮變黑。雖然黑色食物裡含有豐富的花青素（anthocyanin），但是並沒有製造黑色素（melanin）的酪氨酸（tyrosine）。頭髮變白的首要原因，是製造黑色素的細胞老化，第二，讓酪氨酸變化成黑色素的酵素——酪氨酸劑不足，第三，被稱作酪氨酸的氨基酸（amino acid）不足。

　　另外，常常聽到人們說，黑豆對生髮有幫助。根據醫學研究，豆類中含有的異黃酮（Isoflavones），有著類

似於女性荷爾蒙的功能，可以抑制男性荷爾蒙——睪酮素（testosterone），因此對於男性禿頭有幫助。豆類的確對改善掉髮有正面的效果，但是在禿頭治療中並非必要。吃再多的豆子也沒有辦法讓頭髮變黑，同樣地，也沒有辦法只靠豆類就讓你的頭髮長出來。

真相

　　正確答案是糙米、小米、高粱這三樣。以糙米百分之九十二，小米百分之四，高粱也是百分之四的比例來做飯。這三樣食物的組合非常理想，擁有讓頭髮生長的必要蛋白質、酵素以及輔酵素（coenzyme）（礦物質（mineral，維生素等的補助酵素）。特別是小米與高粱，有部分的抗二氫睪固酮（DHT）效果，且含有豐富的鋅、銅、硒、鎂、鉀等頭髮生長的必要物質。如果你持續地攝取這些東西，不僅掉髮現象會減緩，對促進生髮也會有非常明顯的效果。

3. 頭皮的溫度高所以掉髮？

難道東南亞或熱帶地區的人全都是禿頭嗎？

迷思 ✗

頭皮溫度高的人，比頭皮溫度不高的人，感覺上更容易有掉髮的困擾。因為很容易讓人聯想到頭髮稀稀疏疏的大叔，一邊擦著頭上的汗一邊吃飯的樣子。

為了求證，我開始檢測禿頭患者的頭皮熱度。據我比較了兩千四百五十張的頭皮熱分布影像結果，禿頭患者與一般人，頭皮熱度並無太大的差異。雖然在頭皮沒有被頭髮覆蓋的情況下，輻射熱與反射率高，因此有熱度較高的傾向，但是將一般人的頭髮剃掉後做熱分布圖時，與禿頭患者的熱分布圖並無任何差異。

禿頭的人，頭皮更容易流汗，並不是因為他們的頭皮熱度比較高。會流很多汗的最大原因是體質因素，還有因為受到光線的直接照射，輻射熱增加。再加上毛囊

關閉的話，就會沒有毛根，皮脂腺（sebaceous gland）變大，汗腺會更發達，排出的汗量就會增加。換句話說，並不是因為頭皮熱度高所以掉頭髮，而是因為禿頭，才會造成頭皮的熱度上升。因此，使頭皮熱度降低並不會對治療掉髮有任何幫助。

真相

其實比起擔心頭皮的熱度問題，更需要注意的是汗的問題。因為流汗造成頭皮的清潔不夠徹底或仔細時，會讓皮脂腺分泌增加，當身體不需要的廢物及汗還有皮脂混在一起時，容易變成脂漏性頭皮炎。

這種情況下，應該要減少攝取肉食以及甜度高、重口味、油脂多的食物，而改吃糙米、蔬菜、水果。每天早晚用抗菌的茶樹精油洗髮精洗頭髮，也是預防得到脂漏性頭皮炎的好方法之一。

4. 防止掉髮的洗髮精可以生髮？

洗髮精瓶上絕對不會寫這種文宣

迷思 X

　　一般來說，大眾最常拿來治療掉髮的東西，就是防止掉髮的洗髮精。接著是頭皮營養劑，有些診所甚至還替患者注射維生素、蛋白質、銅三肽（copper tripeptide）、胺基酸或是胎盤素。這些頭皮營養劑，或是營養針並不是完全沒有效果的。但是像維生素、胺基酸等，口服更容易被身體吸收。因此在治療掉髮時，不需要投資太多在頭皮營養劑上。而且我要再次強調，掉髮的原因並不是因為營養不足，而是營養過剩。

　　現在市場上販賣的頭皮外用液，除了敏諾西代外，大部分是添加讓你有清涼感的成分，像是薄荷（peppermint）、薄荷醇（menthol）、水楊酸（salicylic acid）、辣椒酊與酒精外用液，效果言過其實。在使用後

或許會讓你感覺清爽，好像能夠增進毛髮生長，但實際上從外觀看來，是沒有任何效果的。反而因為含有酒精成分，在酒精揮發時，造成頭皮缺水，而頭皮缺水可能會造成頭皮乾燥及角質增加，因此要小心使用這些頭皮外用液產品。

真相

正確選擇防止掉髮的洗髮精方法如下：

1. 洗髮精的百分之七十為介面活性劑，大部分為石油系或是酒精系介面活性劑。使用過多的介面活性劑，會除去為了保護頭皮而自然分泌的油膜，不只讓細菌能夠輕易地進入頭皮，也會讓頭皮變得十分乾燥。像這樣的介面活性劑，成分大多為化學物質，過度使用反而會讓掉髮現象惡化。因此應該選擇以植物性或是天然的介面活性劑製造的洗髮精。

2. 容易起泡泡的洗髮精比較好？完全相反。化工藥劑之一的介面活性劑含量高或是鹼性越高，就更容易產生泡泡，因此如果使用會產生很多泡泡的洗髮精，頭皮也會變成鹼性。當頭皮變成鹼性，細菌及毛囊蟲大量繁殖，就可能會變成脂漏性頭皮炎或是毛囊炎。

3. 要懂得選擇符合自己掉髮症狀的洗髮精。

• 基本上來說，選擇 PH 值接近中性的洗髮精最好。頭皮的 PH 值約在六到七左右，因此不管是在掉髮的哪個階段，使用中性的洗髮精是最適合的。尤其是頭髮變細的雄性禿患者，最好使用中性的洗髮精。

• 脂漏性掉髮是因為頭皮的角質增加，油脂分泌多，細菌及黴菌大量繁殖，造成掉髮。這時，最好一星期使用一次克多可那挫（ketoconazole）洗髮精（仁山利

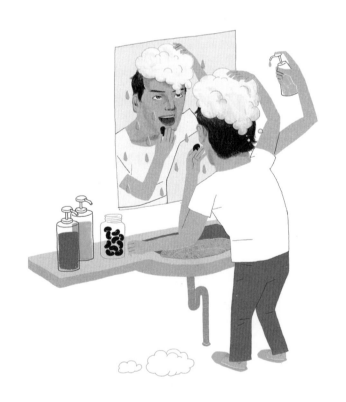

舒 Nizoral），或是一星期使用一次含有吡啶硫酮鋅（zinc pyrithione）或硫磺成分的洗髮精（舒聖 Selsun）。

• 因為油性或是脂漏性頭皮炎導致掉髮時，最好使用茶樹精油洗髮精。茶樹精油的天然成分可以深入皮脂腺與髮根，減少皮脂分泌，抑制毛囊蟲繁殖，因而在治療此種情況造成的掉髮問題上，有一定的效果。建議一天使用兩次，隔日使用。

• 薄荷成分雖然可以讓你感到清爽舒適，但往往含有過多的薄荷醇。薄荷醇過多時，會讓頭皮乾燥，角質增加，因此頭皮敏感的人不建議使用。

• 頭皮容易癢，長小疹子或是有毛囊炎的人，一個星期各使用一次含有吡啶硫酮鋅或甘寶素（climbazole）成分的洗髮精，及克多可那挫洗髮精。要注意的是，不論是哪種情況，藥用洗髮精一個星期不使用超過兩次是基本原則。

• M 字禿或是前額禿的情況，則建議一週使用兩次有抗 DHT 效果的含鋅男性洗髮精，而含有銅三肽的洗髮精則可以每天使用。

5. 去屑洗髮精可以防止掉髮？

不要期待會有驚人的效果

迷思 ✗

當頭皮的角質開始增加，情況變嚴重時，會看到衣服肩膀部分有著白色一點一點的頭皮屑。通常，發現自己有頭皮屑時，大多會選擇購買去屑洗髮精。去屑洗髮精的主要成分，主要為吡啶硫酮鋅或克多可那挫。這種成分會減緩因皮屑芽胞菌（pityrosporum ovale）或馬拉色氏黴菌（malassezia）等酵母菌所造成的角質增加。

但是如果不知道正確的原因，卻長時間使用的話，反而會讓頭皮受到更大的刺激。而且可能會使身體對藥物產生抗藥性，讓這些菌類繁殖得更多，導致頭皮屑越來越多。接受醫生的診斷，確定是因以上所述的酵母菌所造成的頭皮屑問題後，一週最多兩次，使用這類型的去屑洗髮精，對於脂漏型頭皮會有改善的效果。

真相

　掉髮的同時也產生許多頭皮屑的話，應該先去看醫生，找出原因菌。但如果你覺得看醫生很麻煩，你可以先將兩種抗屑洗髮精（海倫仙度絲、仁山利舒等）混合使用，一週使用一次，持續三週後，如果沒有任何改善效果，那就代表你的頭皮屑與酵母菌可能無關，應該立刻停止使用。這樣的情況有可能只是你的頭皮過度角質化（頭皮角質一般來說掉落、形成的週期約為二十八天，當這個循環變快時，常常被誤以為是細菌造成）。如果確定是頭皮過度角質化，可以在中性的洗髮精或是天然的介面活性劑洗髮精中，加入幾滴的茶樹精油使用，對於減緩掉髮與減少頭皮屑有一定的效果。

　對於飽受頭皮屑困擾的人來說，最後的辦法是用類固醇（steroid）外用液塗抹在頭皮。有許多患者為了快速達到去除頭皮屑的效果，而使用頭皮專用類固醇液，雖然可以立即見效，但反而可能會讓黴菌、細菌、酵母菌增加，甚至連原本沒有的菌類都出現，惡化成慢性脂漏性頭皮炎，讓治療變得更加困難。

6. 頭皮營養液可以生髮？

只是防止掉髮的輔助方針之一

迷思

不妨試著在腿上塗抹頭皮營養液，一整天按摩看看。腳毛是否有變粗，或長出新的腳毛？掉髮患者最愛買的是洗髮精，接下來就是頭皮營養液，但我必須老實說，頭皮營養液只是加重你的經濟負擔罷了。

如果你使用頭皮營養劑，接受專業的按摩，的確可以促進頭皮血管的血液循環，增進淋巴循環，對防止掉髮有幫助。但是這個方法並不能使你生髮，而是防止掉髮的輔助方針之一而已。

真相

頭髮通常不是因為營養不足所以掉髮，大部分是因

為DHT。DHT是男性荷爾蒙睪酮素的二次代謝物，會攻擊有遺傳性體質的男性或女性的頭皮毛囊，造成雄性禿。

在購入頭皮營養液前，你最好仔細看看，裡頭到底有沒有生髮成分。頭皮營養液所含的角蛋白（keratin）、胱氨酸（cystine）、蛋白質等，都是毛髮的成分，看起來好像很專業，但其實對於生髮一點效果也沒有。

在挑選頭皮營養劑時，一定要有以下所列的成分兩種以上，才會有效果。

• 血管擴張成分：敏諾西代能讓供給頭皮毛囊的毛細血管擴張，並刺激血管外皮的成長因子及頭皮免疫系統，能夠有效防止掉髮，是獲得FDA認可的優良掉髮治療劑。

• 能夠抑制DHT或5α還原酶（5-alpha reductase）的成分：DHT產生的過程中，扮演決定性角色的正是5α還原酶，即便是有遺傳性掉髮的人，如果能夠抑制5α還原酶，就可防止掉髮。「三合一酵素複合物」也是為了抑制5α還原酶而研發出來的。可以抑制DHT或5α還原酶的成分有銅三肽、鋅、兒茶素（catechin）等。

• 抑制皮脂成分：兒茶素、吡啶硫酮鋅

• 角質軟化及細胞再生成分：右泛醇、維生素A酸

• 抗氧化成分 ：植物化學成分（phytochemicals）、
兒茶素

7. 頭皮按摩可以生髮？

按摩的效果根本進不到你的毛囊血管裡

迷思 ✗

接受頭皮按摩時，感覺毛孔全都張開，十分爽快，好像頭髮也會馬上長出來一樣。但其實按摩能達到的地方不過只是數十層死掉的角質細胞表皮，不可能達到毛囊所存在的深處真皮。這類型的頭皮按摩或是頭皮管理，只能看做是放鬆緊繃神經，穩定心情，舒緩頭皮肌肉的一種方式。

真相 ✓

為了促進頭皮血管的血液循環，按摩枕動脈（occipital artery，供給頭皮血液）流經的肩膀肌肉及斜方肌（trapezius）、頸部後方肌肉是比按摩頭皮更有

效的。常常按摩這些部位，可以有效促進頭皮血液循環，也可以讓新陳代謝、氧氣供給更順暢。主要在睡眠時，毛囊恢復，分泌成長荷爾蒙，因此充足的睡眠非常重要。建議使用矮一點的枕頭，並且枕在靠近脖子的地方。

按摩的方法如下：

• 用雙手掌從肩膀開始向上至頸部，像推拿一樣推過。再用兩手大拇指在肩胛骨周圍畫小圓圈按壓。

• 按壓、揉捏斜方肌及頸部後方肌肉。

8. 植髮一次可以植五千根！成功率還高達百分之九十九？

所以平均植每一撮頭髮只需要二‧八八秒？
是神手嗎？

迷思 ✗

　　有許多人認為，植髮只不過是將後腦勺的頭髮拔下來再移到掉髮的部位。但這完全是錯誤的認知。花盆裡的花要移到別處時，難道只要將花拔出來，放到其他花盆就可以好好地繼續生長嗎？植髮也是一樣的道理。如果只是單純將後腦勺的頭髮拔下來移植到掉髮的部位，百分之百會失敗。植髮不只是要將後方的頭髮拔下來，還需將真皮及皮下組織的一部分，挖成正六面體。是一個要將毛囊所連結的組織完全移植的手術。

　　但這裡有一個關鍵點。頭部後腦勺的頭髮與常見的禿頭部位——M 字禿或前額頭髮的頭皮組織厚度完全不同。通常 M 字部分及前額的頭皮組織較薄，相反，後腦勺的頭皮組織厚且柔軟，血管發達，血液循環順暢，是

適合頭髮生長的環境。後腦杓的頭髮不容易掉的原因，除了對 DHT 的敏感性差異外，頭皮組織的差異也是原因之一。

將原本在好環境中生長的毛髮移植到相對來說生長環境較惡劣的 M 字部位或前額時，不僅供給的血液減少，還必須與原本的頭髮競爭。經驗不足，卻充滿野心的醫生，總會傾向將頭髮移植成密密麻麻的，這樣一來，原本在好環境中生長，突然被移到惡劣環境的毛髮，還必須與既有的頭髮競爭，這些移植過來的毛囊，就變得更難以生存。

我總是對前來諮詢植髮的禿頭患者說：「依照患者您的毛髮密度，考慮到手術的黃金時間（指執刀醫生的體力與集中力能夠發揮到最大值，以及手術後毛髮能夠順利成功移植的最大可能時間）與毛髮成功移植率，一次的手術最好移植一千七百～兩千個毛囊。」每當聽到我的回答後，患者總是會露出失望的模樣，因為他們已經習慣看到一次可以植髮五千～八千根的廣告。根據某個網路廣告，黃金時間四小時內可以移植五千～八千個毛囊，且成功率可達到百分之九十九，甚至還有特價優惠。這些廣告宣稱，他們用最新的方法 PRP（Platelet Rich Plasma，將血液離心分離出的血小板製成血漿，注

射至掉髮部位的血小板幹細胞）幹細胞療法可將植髮成功率大幅提高。PRP幹細胞療法是利用分離出的血小板細胞快速繁殖的特點，注射至掉髮部位後，可促進瀕臨死亡的毛囊生長。這點子聽起來讓人很心動，對猶豫著要不要植髮的禿頭患者更是如此，廣告上強打的植髮數量與費用，吸引著大批的患者。

人們對於植髮的錯誤認知，還有不實的廣告，一點一點地誘惑著禿頭患者，甚至讓人覺得，植髮是禿頭的唯一治療方法。禿頭患者們，請試著以理性且科學的角度思考一下吧！

在四個小時內要移植五千根毛髮，請問植一根的平均時間是多久呢？毛髮移植是以一個毛囊為單位，將一個個毛囊放在顯微鏡下仔細的分離後，將毛囊裝在植髮用具。還要考慮美感，測量頭皮，調整毛囊擺放的位置，再怎麼快移植一個毛囊至少需要十秒。簡單計算一下，一分鐘可以植六個，一小時最多植三百六十個，四小時若一分一秒都不休息，且維持相同速度，頂多也只能種植一千四百四十個毛囊。即使一個毛囊能夠有一到兩根毛髮，總數頂多也在兩千根頭髮上下。如果在四小時內要植完五千個毛囊，平均二·八八秒就要植好一個毛囊。這根本就像在比賽誰翻章魚燒翻得快的植髮醫

院，你真的敢去嗎？

擁有豐富植髮經驗的權威教授，大部分手術黃金時間均為四小時左右，且隨著手術時間越長，成功率就越低。而在黃金時間內，他們認為最適當的毛囊植入量，是在一千個左右。

況且在植髮後，基本上成功率高於百分之九十，這樣一來，還有需要使用所謂的最新技術 PRP 幹細胞植髮嗎？如果只是執著在提升那剩下的百分之幾成功率的話，在我看來是根本沒必要的。

因此我建議，別想一次將所有掉髮的部位進行植髮，而是配合真正專業醫生的建議，第一次手術時種植適當的量以後，依據手術結果配合藥物治療雙管齊下，

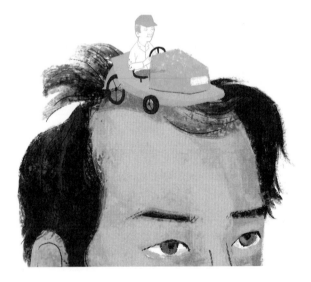

一年後再進行第二次手術。

真相

　　在選擇真正專業的植髮醫院時，要先看看這間醫院的廣告合不合理。如果這間醫院或醫生宣稱，短時間內一次能植五千個毛囊，且成功率達百分之九十九，完全無痛無副作用的話，我勸你還是趕緊離開這間醫院。但如果你真的很迫切需要一次植五千個毛囊，又要保證成功率的話，我勸你找能夠同時有三名以上醫生進行手術的醫院，這樣才能在黃金時間內完成手術。但我並不鼓勵大家這麼做。

　　植髮並不是零和遊戲（zero-sum game），而是負和遊戲（minus-sum game）。所以要將剩下的頭髮盡可能的珍惜且慎重地使用。後腦勺的頭髮並不是源源不絕的。手術時會挖掉真皮附近的組織，因此一旦移植，毛囊就會永遠從原處消失了。且後腦勺的頭皮組織經過多次的摘除動作後，可能會造成頭皮萎縮或是疤痕增長症（keloid，手術後的部位腫大凸出，比原本傷口更大且硬化的現象），後腦勺頭髮往上提，看起來就會像戴了假髮一樣。

　　因此，沒有誇大其詞廣告的醫院反而比較好。如果

這間醫院詳細地向你說明手術副作用，且告訴你絕對由醫生親自手術，醫院有完善的顯微鏡系統，一次大約能移植一千八百至兩千個毛囊，那麼這間醫院會比前面那些醫院值得信賴。最好找一次手術移植不超過三千個毛囊的醫院！

9. 植髮可以讓頭髮變更多？

植髮不是讓頭髮變多而是分配頭髮，
沒弄好還會讓頭髮更少！

迷思 ✗

　　有些醫院甚至說能夠一次移植八千個毛囊。當然醫學上能移植八千個毛囊，但這是你一生能夠移植的毛囊最大值。如果你一次全部移植，未來其他地方掉髮時，可就真的沒有辦法了。而且在掉髮的初期或有持續掉髮情形出現時，更需要慎重地看待這件事情。因為一旦植髮後其他部位開始持續掉髮的話，就可能再也沒有辦法植髮。

　　最重要的是，我認為植髮是在你盡了一切努力生髮後，沒有任何治療方法有效果時，才去考慮的最後方案。因此對於二十～三十歲出頭的年輕人，我不建議植髮。

真相

　　治療掉髮的好方法是服用獲 FDA 認可的抑制 DHT
藥物柔沛（propecia）及 KFDA（Korean Food and Drug
Administration，韓國食品醫藥品機關）認可的適尿通
（avodart），塗抹敏諾西代及銅三肽。為了達到這兩種
方法的加乘效果，你必須同時實施讓人體荷爾蒙平衡正
常的「三合一酵素療法」。使用這個方法的初、中期掉
髮患者，百分之九十以上都能看到明顯的效果。（關於
三合一酵素療法將在第五章中詳細說明）。

　　編註：台灣於 2004 年核准適尿通使用於治療攝護腺肥大。

10. 頭皮去角質可以生髮？

過度的去角質反而會讓掉髮問題更嚴重

迷思 ✗

　　某些頭皮管理中心的專業人士，甚至是醫院的醫生，聲稱健康的頭皮是沒有頭皮屑與角質的，且毛孔要在張開的狀態下頭皮才能呼吸，皮脂分泌才會順暢，頭髮也能長得更好。甚至會透過頭皮檢測螢幕，告訴你一定要做去角質護理，造成你的不安。

　　但其實透過頭皮顯微鏡所看到的毛孔周圍的角質，大多為正常生成的角質。這是頭髮在穿越表皮的過程中，稱作外根鞘的頭髮外皮剝落時所造成的。就像嬰兒剛出生時替他蓋被子保護他一樣，毛孔周圍的角質，扮演著保護新生毛髮的角色。也像保護眼睛的眼睫毛，可以防止灰塵或細菌進入毛孔。

　　如果螢幕畫面上的頭皮有發紅現象，且遍布著厚且

成片狀的白色角質（鱗屑）的話，就有可能是脂漏性頭皮炎，需要接受治療。但是當有脂漏性頭皮炎時，到頭皮管理中心去做去角質護理，萬一處理不當，反而可能造成細菌二次感染，所以要非常小心。

真相

　　脂漏性頭皮炎多半是因為黴菌造成的，常伴隨著紅斑與發炎的症狀。因此比起去頭皮管理中心做護理，使用三合一酵素複合物酵素液或是治療原因菌的藥劑，以及克多可那挫洗髮精（仁山利舒），或是硫磺成分的洗髮精（舒聖），都會得到更好的效果。另外，如前所述，藥用洗髮精一週絕不能使用超過兩次。

11. 利用幹細胞是治療掉髮的唯一辦法？

幹細胞治療是「未來」的方案，至今尚未
證實療效與保證安全性

迷思 ✘

　　不只是化妝水、乳液、乳霜、保濕液使用幹細胞技術，現在連掉髮治療都有了幹細胞技術。但是這些製品大多是利用幹細胞肽（peptide）或是生長因子的「幹細胞活性劑」。利用幹細胞技術與實際含有幹細胞，是完全截然不同的東西。

　　雖然幹細胞被廣告宣傳的好像對除皺、生髮等有著神奇的功效，但其實最重要的幹細胞功能及安全性，至今在國內外都還不曾被證實。FDA 至今也沒有認可幹細胞的功能及安全性。使用幹細胞培養液的製品，可能含有死掉的細胞或是已變異的細胞，或是必須維持在特定溫度才能生存，但是目前沒有任何相關規章來規範這類的產品。KFDA 的某位管理階層人士，曾經在報導中表

示，關於幹細胞化妝品的功效，目前政府還沒有認可，還在研究討論中。

　　即使利用幹細胞的治療方法暫時有了效果，那也不代表解決了根本的問題。想治療掉髮，基本上要同時進行針對遺傳部分以及自然老化部分的治療。幹細胞在未來的確可能發展為治療方法之一，但對於掉髮患者來說，掉髮不是個可以在未來某個時候再去治療的疾病，而是想要立刻解決的問題。

生髮的點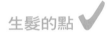

　　大部分的掉髮屬於遺傳性體質，對 DHT 感受性高所導致的雄性禿，或是端粒（telomere）介入的自然老化現象。對於因頭皮損傷或是頭皮炎造成的掉髮，幹細胞治療是可行的。想使用比較安全的幹細胞治療的患者，可以考慮 PRP 手術。PRP 是指將血液離心分離後得到的豐富血小板血漿。注射幹細胞的話，可以強化掉髮部位的髮根，對生髮有幫助。

　　但是這個手術也是個未經認證的方式，因此我個人並不推薦。到目前為止，幹細胞還是個不確定且不成熟的治療方法。想讓毛髮正常生長，最少需持續一年以

上，並同時進行荷爾蒙不均治療以及對抗自然老化的治療。一個月內注射兩、三次的幹細胞療法，成效不足，只能看作是治療掉髮的輔助方針。

12. 菲那雄胺（finasteride）會造成陽痿？
負面思考與掉髮所造成的自卑感反而影響更深

迷思 ✗

　　菲那雄胺是 FDA 在一九九二年認可的攝護腺肥大症治療藥。這種藥一開始叫做「波斯卡（proscar）」，有許多人用過後發現它有生髮的效果，而被廣為報導。接著，許多大學附設醫院證實了它的效果與安全性，一九九七年才被認可為掉髮治療用藥。現在，這項藥品改名為「柔沛（propecia）」，是近二十年來在短時間內賣出最多的藥。

　　但有許多人對菲那雄胺有誤解，認為這會造成陽痿。這其實是因為只了解片面所造成的誤會。所有的藥品都會有一定的副作用，菲那雄胺當然也不例外。連續六個月每天服用低量（1mg）菲那雄胺的掉髮患者中，有超過半數長出了明顯可見的頭髮，剩下的一半則是不再掉髮。服用該藥的患者中，有百分之三～五左右感到

性慾低落，給他們服用安慰劑（placebo）時，則減少至約百分之一·七。用藥期延長至一年以上時，性慾減退的副作用則是逐漸減少。當你認為比起藥的功效，僅用藥人的百分之三·五可能出現的副作用更讓你擔心時，選擇權就已不在醫生，而是在患者身上。換句話說，問題不在於服用菲那雄胺可能會出現的副作用，而是掉髮患者的選擇。

生髮點 ✔

菲那雄胺可以減輕毛囊中過度分泌的 5α 還原酶的作用，抑制對毛囊有害的 DHT 生成。實際調查持續服用此藥一年半的數千名掉髮患者，有百分之七十以上的掉髮現象停止或是得到改善。且約有百分之六十的患者，掉髮部位長出了新髮。

對掉髮患者來說，菲那雄胺可說是 CP 值最高的藥了。做為參考，如果同時患有脂漏性掉髮症的患者，可以考慮使用與菲那雄胺有著幾乎同等效果的適尿通。

13. 敏諾西代（minoxidil）會引起大量掉髮現象（shedding）？

不是大量掉髮，而是毛髮的循環現象！

迷思 ✗

有許多的禿頭患者，相信錯誤的訊息，認為敏諾西代反而會造成掉髮，不僅如此，還被不良業者的廣告手法給騙，買了一些無實際效用的頭皮營養劑。更令人驚訝的是，對生髮幾乎沒有效果的頭皮營養劑，銷售量卻大贏敏諾西代。

生髮的點 ✔

現在市場上所販賣的敏諾西代，與菲那雄胺、適尿通一樣，都是獲 FDA 認可的藥。一般來說，敏諾西代約在使用六～八週左右會出現效果，十二～十六週時達到高峰。

根據我過去二十年來的研究結果，使用敏諾西代的患者中，只有百分之五十以下有達到生髮效果。但即使沒有達到生髮效果，對於雄性禿的掉髮現象仍有一定的減緩作用。且對於四十歲以下或是掉髮初期的患者，效果更好。我選擇了以下兩種方法，來補助敏諾西代的不足，這兩種方法，都能讓你在使用敏諾西代時，得到更好，甚至是雙倍的效果。

　　第一種是將百分之○‧○一的維生素 A 酸與百分之五的敏諾西代混和塗抹。使用這個方法，約可提升百分之十七‧五的掉髮治療效果。且新生毛髮的出現頻率也會有所增加。

　　第二種方法是將敏諾西代與魚腥草、紫蘇、綠茶葉、酒精萃取複合物同時使用。使用這個方法，可以降低百分之七十因敏諾西代所引起的發癢症狀，增效作用（synergy effect）則可比原先增加百分之三十五以上。且因敏諾西代而引起的副作用毛囊炎及搔癢症狀可減少百分之七十以上。

　　所謂的大量掉髮現象（shedding），是指暫時性掉髮量增加，剛開始使用敏諾西代的患者中百分之十以下會發生這種情況。但這其實是為了讓退化期的頭髮快速進入休止期，讓新生毛髮得以長出來的現象，因此與其說

是掉髮，不如說是一種循環現象，其實是情況在好轉。

　　以上我所說明的兩種方法，最多可以減少百分之七十的敏諾西代副作用。雖然敏諾西代的生髮效果有限，且有副作用存在，但它仍是男女掉髮患者最優先選擇的優良治療藥品。另外，我推薦使用卡帕西代 kappaxidil（無正式中文），它可以將敏諾西代的效果最大值化，副作用減少，並加上右泛醇的組合效果，大大提升生髮率。

　　但要注意的是，有百分之八～百分之二十的敏諾西代使用者，會引起搔癢、長疹子、起紅斑的現象。當發生這種情況時，就必須停止使用。

敏諾西代的多樣原理

即使有些難懂，但對你會有幫助，所以還是簡單讀一下吧！

· 敏諾西代的鉀離子通道（potassium channel）效果

敏諾西代在毛囊中會代謝成敏諾西代硫酸鹽（minoxidil sulfate），使鉀離子通道打開，降低細胞內的鉀濃度。在毛囊培養實驗中，當有鉀存在時，毛囊的成長會被表皮生長因子（epidermal growth factor）所抑制，因此利用敏諾西代讓鉀濃度降低，就可促進毛囊成長。

· 敏諾西代對細胞造成的效果

被稱為前列腺素合成酶 PGHS（prostaglandin endoperoxide synthase）的某種物質，被發現存在於毛囊的生長期及退化期的毛乳頭（hair papilla）中，透過敏諾西代可促進此種物質活性化。

· 敏諾西代對血管內皮生長因子（vascular endothelial growth factor）與其受體（VEGF receptor）造成的影響

敏諾西代可讓血管內皮生長因子與其受體的表現增加，促進往毛囊的血管生成。

14. 慢性疲勞，還有疲倦感是肝的問題，進而造成掉髮？

肝從生到死都只會做對你身體有益的事情

迷思 ✗

　　最近因廣告突然興起了一股風潮，說人會疲倦是因為肝。對於任何事都愛找藉口的現代人來說，明確地說出「疲勞原因是肝所造成」的廣告，成功地引起了現代人的注意。

　　意外地，在治療掉髮的這些年來，看到好多患者都有慢性疲勞的問題。有許多的患者，掉髮的現象會伴隨著慢性疲勞而來。但是慢性疲勞症候群的患者，大部分肝指數都非常正常。且實際上，因為肝疲勞所以身體疲倦的情況非常少。如果因為肝而感到疲倦的話，很有可能是肝炎或是肝硬化初期。我們的肝，默默地為身體做很多事情，且到死為止都只會對你的身體做好事情。雖然慢性疲勞常會連帶著掉髮一起發生，但這原因絕不會

是因為肝的關係。

真相

慢性疲勞的主要原因通常是暴食或睡眠不足。即使大腦已經不斷下指令告訴你身體很疲倦了，許多人依舊還是會熬夜不停地吃不停地喝酒。如果你真的想要生髮的話，別再怪罪無辜的肝了，別再吃東西，趕緊睡覺吧！讓我們感到疲倦的往往並不是肝功能出了問題，而是暴食與睡眠不足使我們的腦神經下達了指令，強迫我們應該休息，而這個指令讓我們感到疲倦。換句話說，疲倦感並不是肝所發出的警告，而是腦部對身體發出的警告，告訴身體我已經準備停止運作了。

會發生這種情形，是因為我們的腦非常單純，很容易產生錯覺。一旦我們吃很多東西，腦會認為接下來有很辛苦、艱難的事情要做，所以腦部會進入備戰狀態，但其實我們吃完東西後剩下的事情不過只是睡覺罷了。進入備戰狀態的腦，會開始分泌壓力激素（stress hormone），也就是類固醇激素（steroid hormone），不只暴食時大腦會如此，睡眠不足時也是。腦很笨，即使主人只是要睡覺它也會以為有事情要做而先進入備戰狀態，這時分泌增加的類固醇激素，就會很容易造成掉

髮。結論就是，吃太多東西，睡眠不足的話，首先會感到疲勞，接著是囤積腹部脂肪，最後則是掉髮。你得知道，這一切並非肝所造成，而是很容易產生錯覺的腦在作怪。

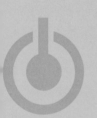

第三章
從真實案例來看掉髮
原因以及治療方法

若我們想用產生問題時的思維去解決現在所面對的問題是行不通的。

－愛因斯坦（Albert Einstein）

正確了解
掉髮原因

　　掉髮有兩大主因。第一是因為 DHT 的「遺傳性表現」，第二則是因名為端粒的細胞老化及酵素枯竭所造成的「自然老化」。所以首先我們要知道遺傳性表現的原理，接著再去了解延遲自然老化的辦法。現在開始，我講的東西可能有點難，但請各位讀者盡可能地去理解。

DHT 造成的遺傳性掉髮

　　頭髮與荷爾蒙有著非常密切的關係。尤其是男性荷爾蒙，它決定所有人，不論男女的毛髮多寡。在男性荷爾蒙正式開始活動的青春期前，幾乎不會有掉髮的現象，到了青春期，男性荷爾蒙分泌旺盛，對於男性荷爾蒙的遺傳表現顯現出來，就會開始出現掉髮現象。女性

雖然男性荷爾蒙較男性來的少，但如果遺傳表現顯現出來的話，二十歲也可能會有頭髮越來越少的現象。另外，女性在過了更年期後，男性荷爾蒙增加，也可能會開始出現掉髮現象。最近有掉髮症狀的患者急劇增加，那是因為受西方文化影響，以大量肉類為主的飲食習慣，就像是開啟男性荷爾蒙分泌的開關。代表性的男性荷爾蒙中有睪酮素。正確來說，並不是睪酮素造成掉髮現象，而是「睪酮素受到 5α 還原酶的影響轉化成的 DHT」造成了掉髮。

但這並不代表，男性荷爾蒙分泌的越多就會發生掉髮現象。過了青春期，大量分泌男性荷爾蒙的人，如果他沒有遺傳性因素的話，並不會有掉髮現象。就像有些人對水蜜桃的毛過敏一樣，對水蜜桃毛有著敏感性因子的人才會有過敏現象，反之則沒有。

換句話說，有沒有過多的 DHT 與遺傳性因子決定你是否掉髮。5α 還原酶主要分布在前列腺、毛囊、皮脂腺等，且在額頭或是 M 字部位、前額部分的毛囊中，生成更多的 DHT。就在這個時候，有著遺傳性因子的人，毛囊會對 DHT 做出激烈反應，接著毛囊萎縮、頭髮變細，最後開始掉落。女性也相同，如果前額的毛囊受到 DHT 的攻擊，就很容易掉髮。但是有許多的女

性，即使掉髮嚴重，前面的頭髮還是維持著一定的量，那是因為女性的頭部前面部分毛囊中，存在的「芳香酶（aromatase）」較 5α 還原酶來的有優勢。芳香酶可使男性荷爾蒙轉換成女性荷爾蒙，因此就結論來說，有助於女性防止掉髮。

另外，脂漏性頭皮炎確實會引發掉髮。5α 還原酶主要分布的位置之一即為皮脂腺。因此，皮脂腺如果很發達，5α 還原酶就會跟著增加。且開始掉髮後，毛囊會關閉，但位於毛囊的皮脂腺會繼續存在，且有增大的趨勢，造成掉髮部位更容易出油，DHT 也跟著增加，造成掉髮的速度更快，情況有如雪上加霜，開始「惡循環」。

在這裡我想強調的是，如果你有花心思在脂漏性頭皮上，自然而然 5α 還原酶的量就會減少，主導掉髮的 DHT 就會跟著減少，即可達到防止掉髮與促進生髮的效果。

Tip

5α 還原酶

5α 還原酶分為 1 型及 2 型，1 型主要分布在皮脂腺，2 型則主要在毛囊及前列腺。菲那雄胺主要可抑制 2 型的 5α 還原酶，達到防止掉髮的效果，而最近獲得 KFDA 認可其防止掉髮效果以及安全性的適尿通（編註：台灣於 2004 年核准使用於治療攝護腺肥大），則可抑制 1 型及 2 型 5α 還原酶。大部分的雄性禿與 2 型 5α 還原酶較有關連，因此通常使用菲那雄胺。這兩種藥很難去判斷哪種更好。根據掉髮患者的症狀與體質，聽從主治醫生的處方來用藥就行了。我的標準則是先使用早已有安全性認可的菲那雄胺，然後再隨著治療過程，改使用適尿通。成分為菲那雄胺的柔沛是經過 FDA 認可，世界上最好的抗 DHT 藥品，而適尿通則是經 KFDA 認可的藥品。總結來說，我推薦患者使用安全性及功效都經過認證的柔沛，適尿通則需與主治醫師諮詢後使用。

必須了解端粒才能生髮

　　舊金山大學的伊莉莎白‧布雷克本（Elizabeth H. Blackburn）教授、約翰‧霍普金斯大學醫學院的卡蘿‧格萊德（Carol W. Greider）教授與哈佛大學醫學院的休斯塔克（Jack W. Szostak）教授，獲得了二○○九年的諾貝爾醫藥生理學獎。他們研究發現，我們的細胞生命力，取決於端粒的長短及酵素量。研究結果顯示，「端

粒」存在於染色體的尾部，每當細胞分裂，這個部分就會漸漸縮短。端粒漸漸縮短至沒有，就是生物的老化過程。毛髮細胞也會經歷相同的過程，逐漸老化死去。

生物的壽命長短，決定於細胞分裂的次數。每個個體、組織的細胞分裂次數是固定的。貓咪是十三次，狗是二十次，人類則是約六十次。細胞每分裂一次，壽命基因的端粒尾端就會減少一點。就像點蠟燭，隨著時間流逝，蠟燭長度減短，最後蠟燭燃燒殆盡，火熄滅。這個過程就稱為自然老化。任何人都沒有辦法抗拒自然老化的法則，即使是毛髮旺盛的人，隨著年齡的增長，端粒減少，自然老化不可避免。

既然如此，如果能減緩端粒縮短的速度，就可以抵擋掉髮，延長毛髮的壽命嗎？答案是可以的。

越是飲食攝取充足的人，為了消化、代謝、分解這些食物，身體內的各種酵素自然就會早一步消耗完。人體內的代表消化器官肝、膽囊與胰臟會生產酵素，當人吃得越多，這些器官會增加酵素的生產，進而造成細胞分裂加快，端粒減短的速度也跟著加快。隨著活性氧與過氧化脂質增加，細胞就會面臨老化甚至是死亡，消化器官也會急遽老化。少吃能更長壽這句話，已經經由科學證實。你要記住，不只是頭髮，人體的所有組織與細

胞的壽命，都與端粒長短及酵素的多寡有關。攝取大量肉食的人，容易造成酵素枯竭，糖尿病與消化不良就容易找上門。

以上述的內容為基礎，想要生髮的基本就是食療。首先必須開始節食，減少食物的攝取量。為了生髮，必須遠離動物性飲食如肉類、海鮮、雞蛋、牛奶等，還有口味重，油脂多，經過加工的食物。接著你要多多攝取糙米、酵素含量豐富的綠色蔬菜、水果，改變你的飲食習慣。這樣一來，就能夠節約使用你體內的酵素，保存端粒。

除了節約使用體內的酵素外，從外部提供對生髮有幫助的酵素，就能有更好的效果。這就是「三合一酵素療法」。為了使酵素能發揮更強的功效，必須有發酵及熟成的過程，除此之外還需要補助酵素。以上這兩點，都包含在「三合一酵素療法」之中。

根據掉髮種類
而不同的治療與預防法

男性掉髮

又稱為雄性禿，指的是從二十歲中期開始掉髮。由前額或是 M 字部位開始，頭髮逐漸變細或是出現掉髮的現象，如韋恩·魯尼（Wayne Rooney）、布魯斯·威利（Bruce Willis）的頭髮一樣，以頭頂頭髮掉的最為嚴重。

原因

男性荷爾蒙睪酮素，變成了 DHT，攻擊對 DHT 感受性高的毛囊，引起掉髮。對 DHT 感受性高的遺傳表現，是在青春期後開始顯現，主要出現在二十～三十歲的男人身上。男性掉髮顧名思義，往往是因為與男性荷爾蒙密切相關的皮脂腺分泌旺盛，造成脂漏性掉髮。大部分的雄性禿患者掉髮集中在 M 字部分或是頭頂，且範

圍會越漸擴大，但是兩側與後腦勺的頭髮則不太會掉。這是因為 M 字部分及頭頂對 DHT 的感受性較高，而兩側與後腦勺的部分則對 DHT 感受性較低的緣故。

治療與預防法

關鍵在於減少頭皮的 DHT。以下方法除了能減少 DHT 外，也有抑制皮脂的效果。

第一，菲那雄胺療法，能減少會生成 DHT 的 5α 還原酶，以及三合一酵素複合物療法為主要的方法。

第二，為了消除掉已經生成的 DHT，使用含有吡啶硫酮鋅或銅三肽的洗髮精或是外用塗抹液，早晚各一次。

第三，DHT 的原料為睪酮素，睪酮素的原料為膽固醇（cholesterol）。因此避開過甜、過鹹、過油的食物，就能減少膽固醇的分泌。我強烈建議改吃糙米與綠色蔬菜為主的素食。

女性掉髮

女性掉髮可能發生在二十歲中期至更年期之間，整體來說多為毛髮變細，毛髮不再濃密的擴散型掉髮。主要掉髮部位為頭頂或是頭髮分線處，日漸嚴重後可看到頭頂部分的頭皮。與男性相比，女性通常前額不會有掉

髮的情況。這是因為在女性的前額部分，有著活性十分高的芳香酶。芳香酶可以幫助抑制 DHT。

原因

　　女性型掉髮的原因其中之一，與雄性禿類似，受到分泌過多的男性荷爾蒙二次代謝物 DHT 的影響。尤其在更年期過後，女性荷爾蒙減少，雌激素（estrogen）無法抑制男性荷爾蒙之雄激素（androgen），造成掉髮。第二種原因則是後天性，因為承受壓力與過度節食、品質不佳的染、燙髮、西化飲食等，造成毛囊的損傷或退化，進而造成掉髮。第三種原因則是經常發生在女性身上，頭皮的膠原蛋白（collagen）減少及真皮組織厚度變薄所造成的頭皮萎縮性掉髮。這種掉髮與休止期掉髮有點類似，毛囊中分布的真皮組織減少，造成毛囊退化，毛髮逐漸變細。

治療與預防法

　　為了治療，先使用能抑制 DHT 生成的三合一酵素複合物療法，並搭配使用含有吡啶硫酮鋅或是銅三肽的洗髮精。

　　第二，使用可以活絡頭皮血管，使血液供給充足的三合一酵素複合物療法以及卡帕西代療法。

第三，同時使用能夠預防頭皮膠原蛋白減少，並增加真皮組織厚度的卡帕西代以及銅三肽外用塗抹液。

另外，為了有效預防，需實行以下四項。

一、吃以糙米及綠色蔬菜為主的餐點

二、避免會使 DHT 增加的過鹹、過甜、過油飲食。

三、減少可能會使頭皮萎縮的染、燙髮次數。

四、不抽菸，避免過度的節食與壓力。

圓形禿

圓形禿的特徵如下。

第一，突然出現如銅板大小（直徑一・五～三公分），界限分明的掉髮斑，通常患者自己不易察覺。第二，可能發生在任何年齡的人身上，不只是頭髮，身體其他部位的毛髮也可能有這種情況，範圍從局部到整頭，甚至是全身性的都有可能，且很容易復發。第三，可能是單發性也可能是多發性，且往往會在掉髮的區域附近再次產生、增大，也可能會出現彎曲帶狀的蛇形禿，這種情況在治療後也很難恢復原狀。第四，沒有傳染性，但在治療後三～六個月，開始長出新生毛髮，但這些毛髮處於軟毛型態（毛髮的中心水分流失，細且顏色較淡的毛髮），頭髮非常細且生長期短，使圓形禿再發率提高。

原因

醫學研究推測發生的原因為,自身的白血球或淋巴球無緣無故攻擊頭皮的自體免疫疾病,或是睡眠不足、營養不均、精神上的壓力所導致。

治療與預防法

圓形禿大部分會自己痊癒,但有少部分會變得更嚴重,造成整個頭部或全身性的掉髮,因此最好在掉髮初期治療。

大部分的人會選擇局部注射類固醇,但類固醇的副作用可能會讓注射部位的膠原蛋白減少,造成頭皮萎縮、永久性掉髮。因此在注射類固醇治療時,一定要間隔兩至三週,且一旦發現沒有效果後要立即停止注射。另外還有一種治療法是在掉髮的部位施以刺激,透過引發發炎症狀,讓免疫系統恢復正常,但治療效果較低。

也可以使用讓毛髮生長的最基本方法,減輕壓力,配合三合一酵素複合物療法與素食為主的食療。另外,可以局部塗抹卡帕西代,防止掉髮範圍持續擴大。

圓形禿基本上是因為免疫系統出問題而造成的疾病,因此首先應該盡可能減少攝取會讓免疫系統出問題的食物,像是肉類、垃圾食物、醃漬食物、冷凍食物等。第

二，適度的釋放壓力，維持良好生活習慣，可讓免疫系統穩定。第三，讓壓力降低，免疫系統恢復正常的荷爾蒙——血清素（serotonin），主要在清晨時分泌，而讓毛髮生長的關鍵，生長荷爾蒙與褪黑激素（melatonin）則主要在夜晚分泌，因此早睡以及充足的睡眠是非常重要的。

孩童掉髮

發生在十五歲以下孩童身上的掉髮現象。特徵是會在短時間內頭髮變細，大量掉髮，且掉髮範圍會平均分布在整個頭部，嚴重時可能會發展成全身性脫髮。

原因

壓力所造成的可能性最大，尤其是來自家庭環境的壓力比例最高。除了家庭環境帶來的壓力外，課業壓力、父母的期待也會造成影響。第二種原因則是外力壓迫造成的掉髮。例如，長時間躺著的小孩，後腦勺或側頭部受到枕頭的擠壓，造成血液不循環，就可能掉髮。另外，幼兒也會因為綁髮過度拉扯造成整頭出現掉髮症狀。

治療與預防法

減少壓力與外力壓迫是最重要的。最好先與孩子的

父母諮詢，確認孩子在學校或是團體中的狀況，找出壓力的來源。孩童掉髮不適用於一般的掉髮治療方式，也不建議塗抹敏諾西代。一定要仔細觀察有掉髮問題的孩子的心理狀態，並隨時注意頭皮是否受到壓迫、毛髮有無遭到拉扯。

休止期掉髮

在毛髮循環中，處於休止期的頭髮過多所造成的掉髮現象。正常情況下，處於休止期的頭髮比例應該在百分之十～十五左右，但有休止期掉髮現象的患者，比例大約是百分之二十～二十五，相當的高。休止期掉髮患者，平均一天會掉超過一百五十根頭髮。

身體的不同區域受到壓迫或刺激後，不會馬上出現掉髮現象，而是在受到刺激的三到四個月後才會大量落髮。通常不會一區塊一區塊地掉，而是平均地掉髮，且速度較緩慢，屬於頭髮濃密度漸漸稀疏的擴散型掉髮。

原因

發燒、全身性的疾病、慢性病、流感、過大的壓力、藥物過敏、分娩後遺症、過度的減肥節食都可能造成。其中最具代表性的是分娩後遺症。

治療與預防法

為了恢復萎縮的頭皮組織與血管、損傷的毛囊，使用低功率雷射並配合三合一酵素複合物療法，也可一併使用卡帕西代，效果更佳。另外，盡可能地減輕壓力，避免使用造成掉髮的藥物，停止過度的節食，這樣一來大部分就會自然而然恢復。

為了預防發生休止期掉髮現象，最好不要過度節食，並避免過度依賴抗生素、退燒藥、止痛藥類的藥物。

生長期掉髮

生長期掉髮指的是生長期的毛囊，受到嚴重破壞，使得髮根有絲分裂中斷，髮軸斷裂，造成毛髮突然停止生長。生長期的毛髮突然變細、斷裂，百分之八十到九十的頭髮會在短時間內迅速脫落。

原因

通常因為抗癌治療時使用的化學藥劑以及 X 光的副作用所引起。

治療與預防法

與休止期掉髮使用相同的治療方式。避開造成掉髮

的原因，大部分毛囊會自動恢復。但是再生的毛髮通常較細且成長不易。

精神疾病所造成的掉髮（拔毛症 Trichotillomania）

好發於精神上曾受到嚴重衝擊的小孩，且相同的症狀可能在身體許多部位，或是同一區域出現。十歲以下的小孩最常出現這種症狀，但國、高中生，成人也漸漸有案例出現。主要出現在前頭部與頭頂，與圓形禿不同，掉髮區域可看到不同長短的毛髮以及斷裂的毛髮等。

原因

精神病的症狀之一，將頭髮、眼睫毛等體毛毀壞或是拔掉所導致的掉髮。

治療與預防法

首先要與精神科醫師諮詢，這種症狀常常發生在肥胖或是對外貌不滿的小孩身上，因此周圍的人要盡可能地陪伴、支持他，讓他精神狀況穩定。

另外要避免因為肥胖所引起的暴飲暴食，有些小孩在睡眠途中會拔頭髮，因此戴手套睡覺，或是輕輕地綁住手都是可行的辦法。

全身性疾病造成的掉髮

特徵為毛髮濃密度減少，毛髮變細，且容易脫落。

原因

甲狀腺疾病或是糖尿病、貧血等新陳代謝低下疾病造成休止期毛髮增加。有貧血或是甲狀腺疾病的人，會抑制頭皮真皮層的毛母細胞分裂，毛囊的退化期自然而然延長，造成處於休止期的毛髮沒辦法進入生長期，漸漸變成掉髮。

治療與預防法

要先治療造成掉髮的代謝型疾病或是貧血等，然後再用如卡帕西代或是三合一酵素複合物療法，讓頭皮的新陳代謝恢復正常。

為了預防此種掉髮，最好一年定期檢查一次與代謝相關的檢查，如糖尿、高血壓、甲狀腺等。

脂漏性掉髮

因為皮脂過度分泌，皮脂線發達造成細菌感染，角質增加引起發炎症狀，進而造成掉髮。大片的頭皮屑與角質散落在頭皮上，從外觀上看來就不太雅觀。通常出

現在發炎的部位，且有向一旁擴散的傾向。另外，如果濫用類固醇或是抗生素，可能會變成惡性掉髮，更難治療。

原因

第一種原因為不夠乾淨的頭皮，造成毛孔堵塞，皮脂與老廢物無法順利排出，妨礙供給毛囊的血液流通，威脅生長期毛髮的生存。

第二種原因則是因為分泌過多的皮脂與過多的老廢物，血流較少，造成毛囊蟲或是菌類容易繁殖，形成毛囊炎，破壞頭皮毛囊組織，造成掉髮。

第三，受到增加的皮脂腺以及男性荷爾蒙影響，生成過多的 DHT，變成類似於雄性禿的症狀。

治療與預防法

第一，使用三合一酵素複合物療法，讓 DHT 減少，強化髮根，再配合使用含有吡啶硫酮鋅或甘寶素（climbazole）的洗髮精來清潔頭皮。

第二，減少攝取會讓皮脂分泌增加的肉類或動物性脂肪。

第三，一週兩次，使用含有克多可那挫製劑或是硫

磺、焦油（tar）製劑的洗髮精洗髮。

第四，定期去除頭皮的皮脂氧化物還有老廢角質。但要注意，過度的去角質可能會讓頭皮狀態更惡化。

預防的工作上，最重要的是讓皮脂分泌恢復正常，減少因為皮脂氧化物而繁殖的馬拉色氏黴菌與毛囊蟲。所以要改吃以糙米及綠色蔬菜為主的飲食，且保持頭皮乾淨，也不要濫用類固醇與抗生素，盡可能減少壓力，才不會刺激男性荷爾蒙分泌。一定要記得，如果承受太大的壓力，睪酮素會增加分泌，就會造成 DHT 跟著增加。

油性頭皮的人，最好每天早晚用含有吡啶硫酮鋅與茶樹精油的洗髮精洗頭，並且減少會讓頭皮角質生成的染髮、燙髮次數。另外，要注意不要將護髮油、髮膠、髮臘等接觸到頭皮。

梳頭靜電造成的掉髮

沒有其他理由的頭髮尾端分岔或是變細，很容易斷裂的現象。

原因

不正確的梳髮方式，或是太頻繁的梳頭讓頭髮過度摩擦，產生靜電，靜電對髮根部位造成影響，毛乳頭細

胞受損，進而引起掉髮。正常的頭髮是帶有正電荷，頭髮與頭髮間會互相排斥，保持著一定的適當間距，但是當帶有負電荷的梳子靠近，透過物質媒介，就會讓頭髮互相牽引摩擦產生靜電。尤其是當毛髮在乾燥的狀態下時，過度的梳頭會讓頭髮的正電荷與梳子的負電荷產生強大的靜電，讓毛母細胞收到刺激，引起掉髮。

治療與預防法

　　因為是不當使用梳子所造成的掉髮，所以預防比治療來的更重要。坊間流傳著一種錯誤的說法，一天梳兩百次頭髮，對頭髮和頭皮很好。這個方法會讓頭髮的摩擦更劇烈，不只是讓頭髮受傷，更可能因為靜電造成掉髮。選擇梳子時，不要選容易帶電的塑膠製品，最好用較柔軟的橡膠或是不會太堅硬的木頭梳子。頭髮太乾燥的時候，可以在頭髮或是梳子上灑點水後再梳。另外，要熟悉正確的梳頭方式。在洗頭前，選擇間隔較寬的梳子，從頭頂往下輕梳十～二十次；洗頭之後，則是相反，將頭髮稍微吹乾後，從耳朵後方或是後腦勺開始往上梳，讓頭髮通風。頭髮在濕潤的狀態下時，形成氫鍵，表皮細胞（cuticle）變脆弱容易受損，因此要避免在頭髮濕潤時梳頭。

掉髮治療
成功案例

案例一　考生掉髮

　　看起來充滿朝氣的高三學生，一進到了診療室，就開口對母親大呼小叫，要媽媽離開診療室。我心想：「高三的學生是有多了不起？現在的孩子真是沒大沒小啊！」但在我看到這位學生的頭髮後，這樣的想法就馬上消失了，取而代之的是同情心。不曾經歷過掉髮痛苦的人，即使是最親近的父母都沒有辦法體會掉髮孩子的心情。尤其

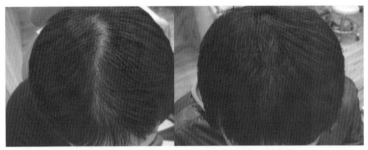

左：治療前　　　　　　　　　　右：治療後

是在國高中對外貌最在意的時期，掉髮根本是個致命傷。

首先我替他做了血液檢查，一切正常。接著做了血紅素以及甲狀腺荷爾蒙檢察，都非常正常。一般來說，甲狀腺機能亢進者甲狀腺數值會上升，毛髮的循環會加快，造成掉髮；而血紅素數值低的人，可能有缺鐵型貧血，毛髮會變細，髮尾變得脆弱，引起掉髮。這位患者情況則是頭頂的頭髮變細，洗頭的時候會掉五十～六十根的頭髮。如左頁下圖所示，從上往下看，由頭頂髮旋部分開始往前延伸，髮量不多，有些稀疏。

這位患者，平時並沒有常吃垃圾食物、醃漬食物、冷凍食物、碳酸飲料等，在飲食上沒有太大問題。然而最近，考生掉髮的情況有增加的趨勢。對考生來說，最大的問題是大學入學考試。自己以及周圍人的期望造成了莫大的壓力，這股壓力可能會變成憤怒或是挫折，變成慢性焦慮症狀，引發掉髮。

憤怒、挫折、焦慮會使壓力荷爾蒙腎上腺素（adrenaline）與類固醇增加，這些荷爾蒙是喜愛戰鬥的。這兩種荷爾蒙為了戰鬥，會讓白血球與淋巴球增加。但是因為根本沒有戰鬥的對象，反而就去攻擊自身的毛囊，造成掉髮。且腎上腺素會讓血管收縮，減少流往頭皮的血流量。還有，類固醇荷爾蒙會讓皮脂分泌增

加，惡化成毛囊炎、脂漏性頭皮炎，加速掉髮。

首先，用食療的方式讓這兩種荷爾蒙（腎上腺素與類固醇）分泌減少，同時配合三合一酵素複合物療法與卡帕西代療法，持續三個月後，掉髮量減少。這位考生的掉髮問題，多虧了患者以及父母對醫生的信賴，持續三個月聽從醫生的指示治療，而成功治癒。不只掉髮問題解決了，也克服了考試帶來的莫大壓力，重新變得開朗。除此之外，因為掉髮問題解決了，也就不必再為頭髮傷神，能投注更多的精力在課業上，成績更好，患者本人也非常的滿意。

案例二　三十歲上班族男性掉髮

診療室走進了一位打扮時尚的男子。是個穿著深藍色外套，休閒式西裝打扮的上班族。

但就像下圖左邊的照片，他從頭頂開始掉髮，範圍

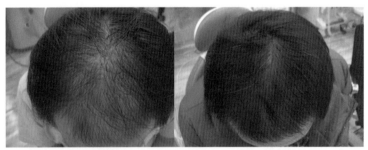

左：治療前　　　　　　　　　　　右：治療後

逐漸擴大到前額，M 字部位也有掉髮的跡象。這種現象，是在三十歲出頭的男人身上經常出現的雄性禿。雖然目前還不算嚴重，但只要再過一陣子，掉髮的範圍就會大幅增加，頭頂、前額、M 字部位都無法倖免。

在經過諮詢後發現，這位上班族從進公司後，壓力一直很大，常常需要加班或是聚餐，體力與肝功能都大不如前。除此之外，他的生活習慣沒有什麼問題，爸爸是在中年後開始掉髮，因此判斷是遺傳性雄性禿提早開始。除了公司的壓力，掉髮所帶給他的莫大壓力，使掉髮更加嚴重，也正是所謂的「惡循環」。

六個月來使用 DHT 抑制療法與髮根強化治療後，除了 M 字部位外，後面以及前額的頭髮都已有明顯的改善。M 字部位的頭髮已停止掉髮，且周圍的頭髮接受了強化治療，使新生毛髮可稍微遮掩 M 字部位。經過六個月的治療，患者本人十分滿意恢復結果，找回了自信感，在面對工作時也更有效率。

案例三　更年期掉髮

四十八歲的家庭主婦，在月經停止後，得到了輕微的憂鬱症，對生活充滿倦怠感。從頭頂開始，整頭的頭髮變得又細又脆弱，髮量少了很多。來醫院時，就像照

片中一樣，整體頭髮的數量減少，但前額處的頭髮仍存在，屬於擴散型（diffuse）掉髮。

經過血液檢查，並沒有太大的問題，女性荷爾蒙的數值有稍微降低。據患者表示，年輕時頭髮就屬於較細，較不濃密的，在進入更年期後，頭髮就開始掉了。為了掩飾變少了的髮量，而常常燙頭髮，反而讓掉髮情形更嚴重。另外，睡眠品質也大不如前，個性變得非常敏感，運動量也減少了很多。這是在進入更年期後，受到生長荷爾蒙與雌激素減少的影響，男性荷爾蒙睪酮素相對來說增加了，與雄性禿的原理相同。

首先，為了復原變薄的頭皮組織，三個月來每週一次進行頭皮 LED 雷射治療。多虧這位患者對醫生非常信任，一步一步地跟隨指示治療。同時使用抗 DHT 療法、三合一酵素複合物療法、卡帕西代療法六個月後，大約增加了百分之三十五的髮量。頭髮增加後，自信與

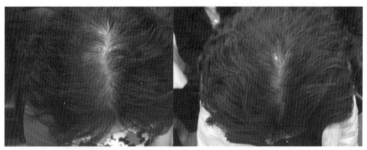

左：治療前　　　　　　　　右：治療後

體力也提升了不少，自己積極地每天做三十分鐘的促進毛髮生長運動。先前因為外貌而沒有自信不敢參加的同學會與社交場合，也漸漸能充滿自信地出席了。

案例四　三十歲上班族女性掉髮

穿著輕便的套裝戴著針織帽，長相年輕的女性走進了診療室。我看了她的身分證後忍不住感到驚訝，實際年齡三十四歲的她，臉蛋看起來像二十五歲。

在我說「讓我看看是哪裡掉頭髮」時，她臉紅了起來，脫下帽子。頭頂部分開始向前延伸，毛髮變細，且頭皮上有些區塊有發炎的情形，看起來屬於脂漏性頭皮。我們在看一個人時，外觀上最容易注意到的便是臉與頭髮，且光是髮型就能影響整個人的氣質。不管你的皮膚再好，看起來有多年輕，如果你疏忽了頭髮，那就可能讓你看起來變老。如果真的想看起來年輕，不只要

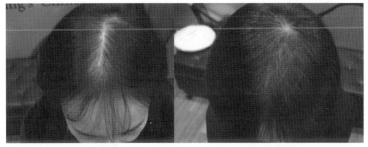

左：治療前　　　　　　　　　右：治療後

注重臉部，頭髮也需要費心照顧。

尤其三十歲是皮膚老化開始加速邁入中年的時期，如果你肯花心思照顧皮膚與頭皮，你的外貌就能看起來與二十歲沒有差別。但如果你大意疏忽或是使用了錯誤的方法，則會讓你看起來老十歲。女人的皮膚比男人要來的薄，水分很容易流失，如果太乾燥就會失去彈性，皺紋迅速增加。

三十歲的頭皮，因為經過反覆的紫外線照射，或多次使用染色劑、燙髮劑等化學物質，掉髮速度比起任何年齡層來的更快。另外，三十歲的女性中，上班族比家庭主婦更多，這也可以解釋，為什麼掉髮速度比起任何年齡層來的更快。頻繁的加班與承受壓力造成荷爾蒙不均使DHT增加，就可能開始掉頭髮。且不只頭頂很容易會像雄性禿一樣，M字部位、前額都可能掉髮。睡眠不足會讓人體進入承受壓力的狀態，腎上腺素與類固醇荷爾蒙增加，加快掉髮的速度。這時分泌過多的胰島素（insulin）會讓男性荷爾蒙的分泌難以調節，造成DHT增加。

但是這種情況的掉髮，大部分屬於掉髮初期，相對來說治療的效果較明顯。這位患者經過六個月的抗DHT療法、頭皮抗氧化及髮根強化療法後，髮量增加，也開始長出較粗的頭髮了。三十歲的女性，大部分在治療後

的復原情況都很好，但要注意的是，M字部分的掉髮比頭頂來的容易治療，效果也明顯，因此在頭頂的頭髮開始有明顯的掉髮現象前，最好及早治療。尤其是常在外奔波的人，更要注意，要避免攝取過多的垃圾食物、咖啡，或是吸二手菸、曝曬在紫外線下。根據統計，三十歲女性的睡眠不足比例最高，因此要盡可能有充足睡眠，白天時如果能閉上眼睛休息二十分鐘更好。

案例五　二十歲女性掉髮

十五年前，在我剛開始投入治療掉髮這行時，大部分的患者都是四十～五十歲以上的男人。而最近，女性掉髮患者漸漸增加，年齡層也逐漸下降。

這次的案例是一位二十三歲的女大生，個性看起來十分活潑、開朗。但在接受諮詢時，她表示自己現在正面臨即將就業的壓力，還透露每週會有三到四次的酒席，酒量約一瓶半的燒酒，雖然性格外向，但只要有壓力就會睡不著覺，飲食習慣也會變得不規律。二十歲的女性患者，大多自尊心強，不太願意與他人傾吐，內心有著傷痛與焦慮不安的情形諸多。

請看下方治療前的照片，頭皮較油，頭髮看起來也很細。從頭頂開始，整頭的髮量銳減。據患者自己的說

法，高中時綁頭髮，橡皮筋要繞兩圈，現在卻是繞三圈還不夠緊，髮量減少讓她感到非常不安。

這種情況是因為酒精與碳酸飲料等的附加作用，造成掉髮加速的案例。酒在肝裡會分解成乙醛（acetaldehyde），與酒量好壞無關，乙醛會讓肝臟受損，且女性受到的損傷是男性的兩倍。因此假使女性喝了一瓶半的燒酒，就等於是同年齡的男性喝了三瓶燒酒。這是因為，女性分解乙醛的乙醛脫氫酶（ALDH）功能較弱，且體脂肪較高，血中的酒精濃度會比喝一樣多酒的男性來的高。另外，碳酸飲料以及咖啡等含有的咖啡因，會讓頭皮血管萎縮，造成退化型掉髮。

這種掉髮情形，要先減少酒精以及碳酸飲料、咖啡等含有咖啡因的飲料攝取。這位患者在使用抗 DHT、抗氧化、髮根強化治療，並搭配食療後，五個月左右頭髮量就有明顯的增加，頭髮也變粗了。

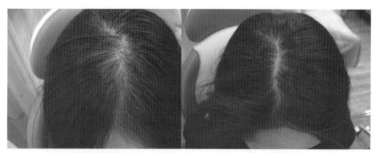

左：治療前　　　　　　　　　　右：治療後

案例六　分娩後掉髮

　　與老公一起來到醫院的三十二歲女性，在五個月前生產。如照片所見，她的掉髮並不是在特定的區域，而是分布在整頭的擴散型掉髮，頭髮變細，髮量變少。

　　在剛懷孕時，雖然養分不足，頭髮的情況還很正常，這是因為懷孕初期時增加的雌激素作用。但越到懷孕後期，黃體素（progesterone）增加，雌激素減少，懷孕這段期間被抑制住的退化期頭髮，就會一次大量脫落。一般來說，這種情況應該在三個月內會恢復正常，但有許多的案例是頭髮比懷孕前少且細，無法恢復。

　　如果發現自己有這樣的現象時，千萬不能輕忽。我看過太多案例，覺得只要補充蛋白質營養，或是均衡飲食就能好轉，而錯失了治療的黃金時機，造成無法挽回的結果。其實在生產後補充蛋白質、均衡飲食，不一定比較好。以蛋白質為主的飲食，會讓身體酸化，造成心

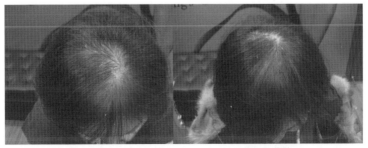

左：治療前　　　　　　　　　右：治療後

臟的負擔。均衡飲食則是會讓體脂肪增加，尤其是因懷孕而堆積的腹部脂肪，會更難消除，變得像個大嬸。而且這兩種飲食方法都不能真正使你的髮量增加，反而會使你的體脂肪增加。

生產後的掉髮，一旦出現明顯的掉髮區塊，就會不容易治療。因此除了要及早治療外，必須要盡力在短時間內看到治療效果。在分娩時，因為用力過度而有出血情況的話，會讓腦下垂體暫時萎縮，造成荷爾蒙減少分泌，可能變成席恩氏症候群（Sheehan Syndrome）。席恩氏症候群可能會有無月經、疲勞感、頭髮、腋毛、陰毛脫落等症狀。一旦發現頭髮開始掉，就要趕緊找醫生治療。

這位患者以腦下垂體荷爾蒙治療為主，輔以六個月的三合一酵素複合物療法與卡帕西代療法，整體髮量增加，頭皮萎縮的問題也有大幅的改善。但要特別注意，生產後的掉髮，隨時都有可能突然惡化。

案例七　二十歲男性退伍後掉髮

最近，二十多歲的年輕男性患者，突然增加了許多。這天，有位剛退伍的復學生在媽媽的陪同下來到了醫院，帽子戴得緊緊的。戴著帽子時看起來就像一般的大學生，但脫下帽子後發現，他的頭髮十分稀疏，都能

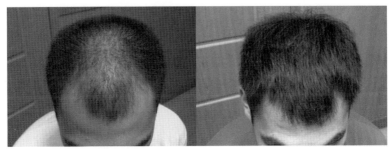

左：治療前　　　　　　　　右：治療後

直接看到頭皮。

　　這位患者的情況是軍隊生活壓力造成的雄性禿，以及長期配戴軍帽所造成的壓迫性掉髮同時作用。這種情況，以雄性禿的方式處理即可，盡快使用卡帕西代與菲那雄胺療法，防止雄性禿更惡化。

　　經過六個月的卡帕西代、菲那雄胺、三合一酵素複合物療法，治療結果十分成功，患者本人對結果非常滿意。提供參考，二十歲的頭皮組織大多屬於正常狀態，不需要使用頭皮雷射、高週波治療。

案例八　三十六歲女性全頭部圓形禿（alopecia areata totallis）

　　某天，有位臉蛋看起來十分年輕的女性，戴著一頂非常明顯的假髮來到了醫院。她非常抗拒脫下假髮，甚

至還問我能不能讓她戴著假髮諮詢。在我的說服下，她終於拿下假髮進行檢查。這位患者不只是頭髮，連眉毛都開始掉落，頭部前方的頭髮幾乎都要掉光。不只是患者本人很難相信，連醫生也很難保證能不能治療，極為罕見的狀況。雖然身為專門治療掉髮的醫生，但當我看到這樣的情況時，內心實在很想把病患送走。

經過頭皮顯微鏡檢查與血液檢查後，發現主要原因是她的自體免疫系統出了問題。對毛囊細胞以及黑色素（melanin）產生抗體，攻擊自己的細胞導致掉髮。另外的原因則是壓力、環境變化、睡眠不足等。

首先，我向她說明了運動療法，試試看能不能改善，讓頭髮自然地重生。這是因為這種整頭都有圓形禿的情況，治癒率只有不到百分之三十五，非常的低，治療後的成效十分不佳。但在諮詢的過程中，我感受到患者本人的堅強意志以及積極的治療心態，使我下定決

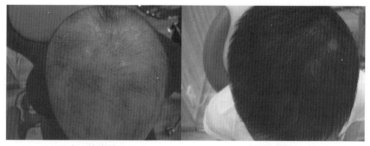

左：治療前　　　　　　　　右：治療後

心，收起害怕治療失敗的恐懼，與患者一同努力。在使用了五個月的三合一酵素複合物療法後，得到了令人驚喜的結果。

基本上來說，圓形禿不管是部分還是整頭，都是免疫系統出了問題。因此要避免攝取有潛在抗原性的肉類、海鮮、雞蛋、牛奶等，還有過鹹、過甜、過油的飲食、加工食品，利用食療改善。這位患者利用了這樣的方法，成功地讓髮量增加。但是側邊與後方頭部的頭髮，病情有可能會再發，要多多注意。

案例九　二十九歲男性多發性圓形禿

這次的患者是位二十九歲的男學生，一開始他並不知道自己有掉髮，直到去美容院時，才發現自己有直徑達一點五公分的圓形禿。一開始，在網路上先查了相關資訊，看到許多人說會自然恢復不需要擔心，因此沒有特別

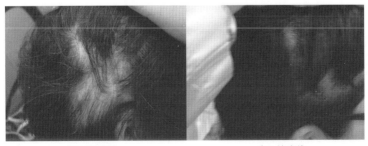

左：治療前　　　　　　　　　　右：治療後

去在意，沒想到本來的那一塊掉髮斑變得更大，且還在不同地方出現好多個。這時他才開始覺得擔心，來到醫院。

這位患者，在大學畢業後找工作不太順利，加上跟女友之間溝通有問題，造成他的壓力，飲食也非常不正常。我先使用三合一酵素複合物療法以及免疫系統治療，接著為了盡快防止他的頭皮萎縮，使用頭皮雷射以及高週波治療。除了治療外，更重要的是患者本身要持續地注意身體及毛髮狀況，因此我對他施以菲那雄胺療法，勸他改以糙米及蔬菜為主食。在六個月後，圓形禿大部分都已有好轉跡象，且患者本人也持續地進行食療，適時地釋放壓力。

案例十　八歲小孩孩童掉髮

這次的患者是位八歲的小女孩。一開始，我問這位小女孩滿不滿意自己的頭髮，不知道是不是因為年紀還小，她並不知道自己的頭髮出了問題。一臉天真地望著我，她的頭皮狀況很正常，但頭髮卻像棉花糖一樣細，整頭都出現了掉髮斑。

一開始，醫生也一直找不出掉頭髮的原因。在一次次與小女孩以及小女孩父母進行諮詢後，才知道這個小女孩害怕上學，而這種壓力造成她掉髮。學校裡老師的

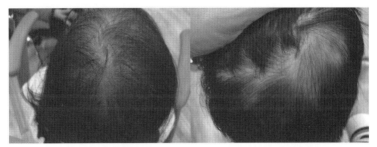

左：女孩掉髮　　　　　　　　右：男孩掉髮

嚴格教育方式、父母對小孩過高的期望，讓八歲的小女孩有了掉髮症狀。

　　經過四個月的髮根強化、藥物治療、抗壓力療法後，掉髮狀況得到了令人滿意的改善結果。

案例十一　十三歲小孩拔毛症

　　今年十三歲，有肥胖問題的女孩在媽媽的陪同下來到了診療室。她的頭髮量與頭髮粗細都十分正常。但是頭頂部分的頭皮，卻有紅腫的現象，且有直徑達三・五公分的不規則狀掉髮斑。經過頭皮顯微鏡檢查，發現掉髮區塊的頭髮都是斷裂的頭髮，不像是圓形禿，而是人為作用所形成的掉髮斑。

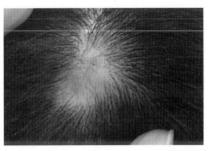

拔毛症

我先支開父母後才與這位女學生進行諮詢。她說自己因為壓力所養成的習慣，下意識地會去拔頭髮，連睡覺時都會拔。她的掉髮原因，是因為肥胖以及壓力而造成的拔毛症，以及連帶引起的牽引性掉髮（traction alopecia）。

　　對這位患者同時進行減重治療、抗壓力療法以及髮根強化治療後，在三個月的短時間內恢復良好。這類型的患者，最重要的是改掉在念書或是睡覺時拔頭髮的習慣，因此可以試著在書桌前擺著鏡子隨時提醒自己，或是在睡覺時戴上拋棄式的塑膠手套，就可有效減少拔頭髮的行為。

案例十二　二十七歲女性節食掉髮

　　穿著休閒短褲走進診療室的這位二十七歲女性患者，過去三個月來，頭髮量大幅減少。洗頭與梳頭時特別明顯，看到頭髮大把大把地掉。經過頭皮顯微鏡檢查後發現，她的症狀是頭皮血管萎縮、頭皮乾燥引起的角質症。這位患者最大的問題，是她認為自己過胖。雖然從 BMI 指數來看，她的確稍微超過了標準，但更嚴重的是她的肌肉量不足。這位患者在過去三個月非常努力地減肥，減了約七點五公斤，她使用的是非常極端的減肥

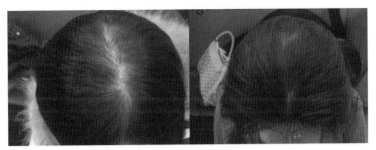

左：治療前 　　　　　　　　　　右：治療後

方法，低碳水化合物高蛋白質節食法。

　　減肥的人總覺得，減少糖分攝取，計算卡路里就能減重，導致使用激烈的低碳水化合物方法，只吃雞胸肉與蔬菜。但這樣的減肥法會讓血液酸化，引發酮血症，讓人體變得不均衡，反而可能導致「復胖現象」。大家最容易誤會的，就是覺得毛髮是由角蛋白與胱氨酸所組成，所以就算只攝取蛋白質，不吃碳水化合物也不會對頭髮造成任何影響。但其實結果與你所想的完全相反。這是因為，供應髮根養分的大部分是碳水化合物分解後的醣。另外，低碳水化合物搭配高蛋白質的減肥法，並不像大部分人所想的能夠增加肌肉，而是會造成肌肉量減少，新陳代謝變慢，更容易堆積腹部脂肪。

　　我慢慢對患者解釋了人體的這種機制，並使用三合一酵素複合物療法、免疫系統強化療法、髮根強化療法配合塗抹卡帕西代，還有以糙米及蔬菜為主的減肥方

法，在六個月後，頭髮順利再生，且在治療開始後，體重也一點一點地減輕，三個月後她的腹部脂肪就減掉了三點七公斤，減肥後的效果比低碳水化合物高蛋白質節食法還要更明顯。另外，她也透過肌肉運動與有氧運動提高基礎代謝量，達到更好的減肥效果。

案例十三　三十一歲男性植髮後掉髮

　　三十一歲的這位患者，與妻子一起來到了醫院。這位患者哀怨地告訴我，他曾經在四年前與兩年前，各做過兩次植髮手術，但移植後的頭髮都掉了，讓他非常難過。從左邊的照片中可以看到，雖然移植的頭髮有減少，但移植頭髮周圍的頭髮掉得更嚴重。

　　除了 M 字部分以外，將頭髮移植到原本十分稀疏的地方時，移植的頭髮與原本存在的頭髮就會形成競爭關係，其中一個很容易變成瀕死狀態，且大部分的治療

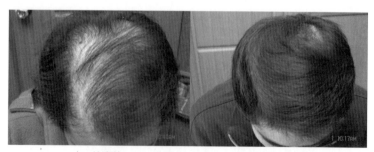

左：治療前　　　　　　　右：治療後

效果都不好。因此在植髮後，一定要更積極地照顧頭髮。但是這位患者對於頭髮之間的競爭關係所造成的自然淘汰現象一無所知，誤以為移植後的頭髮就絕對不會再掉。

我對這位患者講解了基本的植髮原理，請他併用塗抹銅三肽與菲那雄胺療法，三個月後頭髮狀況穩定，接著再使用卡帕西代療法治療六個月後，成功使頭髮量增加，如左頁下圖。

案例十四　二十六歲男性脂漏性頭皮炎造成掉髮

二十六歲的鄉下青年，髮量減少了一大半，且變得很細。因為有很多的頭皮屑與角質，頭皮還會發癢，讓他經常忍不住去抓，甚至抓到流血。觀察了他的頭皮，發現頭皮呈現紅腫的狀態，是油性頭皮且有片狀的頭皮屑，頭皮某些區塊還有毛囊炎的症狀。

這是因為脂漏性頭皮炎導致細菌及黴菌感染所造成的現象。一般情況下，會先使用抗生素與類固醇治療，可以減緩症狀，但是如果出現了抗藥性細菌，那治療就會變得非常困難，甚至可能會演變成慢性疾病。

因此我使用有天然抗菌效果的三合一酵素複合物療法，一週兩次使用克多可那挫外用液，另外，為了止

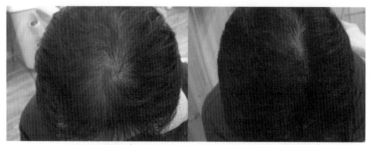

左：治療前　　　　　　　　　　　　　　右：治療後

癢還使用了焦油療法（焦油是木炭的主要成分，可治療過敏造成的搔癢，穩定發炎的狀態，一個星期使用兩次含有焦油成分的洗髮精即可）以及毛囊蟲治療法，並要求患者不吃肉類、海鮮、雞蛋、牛奶等動物性成分的食物，改吃糙米以及蔬菜。接著還使用了抗 DHT 療法以及卡帕西代療法。經過六個月的治療後，不只脂漏性頭皮的症狀大幅改善，頭髮也再生了。

案例十五　三十歲女性 M 字部位掉髮（女性 M 字部位掉髮）

打扮十分波西米亞風的三十歲女性走進了診療室。她說自己是個話劇演員，是個需要多樣化演出的職業，但是因為額頭太寬，所以害她沒有辦法飾演年輕的角色，只能演大嬸。

經過了頭皮檢測，她的頭皮非常正常，但卻有男性 M 字部位掉髮的現象。「原本大家都說我是娃娃臉，但

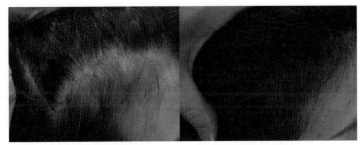

左：治療前　　　　　　　　　右：治療後

因為額頭太寬，看起來變得好老……」

　　做了血液檢查後發現，睪酮素的確比較高，但真正的原因是她對 DHT 的感受性變高所導致女性 M 字部位掉髮。

　　五個月來同時使用了抗 DHT 療法、抗氧化療法、三合一酵素複合物療法後，得到了令人滿意的結果。一般來說，女性 M 字部位掉髮比男性 M 字部位掉髮來的容易治療，治療效果也比較快顯現出來。造成女性困擾的前額部分、額頭髮線或是 M 字部位，比起植髮，我建議使用抗 DHT 療法以及卡帕西代療法，能讓頭髮情況自然地好轉，也不需擔心手術的風險。

案例十六　三十二歲男性男性 M 字部位掉髮

　　三十二歲，看起來很單純的上班族，在退伍後額頭卻漸漸地越來越寬，特別是 M 字部分越來越向後延伸，

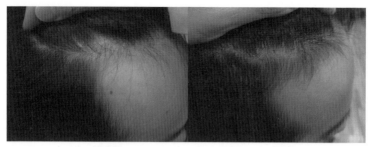

左：治療前　　　　　　　　　　右：治療後

讓他十分苦惱。其實他的情況是因為髮線倒退，瀏海的髮量減少，讓 M 字部位看起來更加明顯。

　　主要原因是雄性禿因子的顯現，次要原因則是過量的菸酒造成肝功能下降、頭皮血管萎縮。

　　接受了約三個月的卡帕西代、菲那雄胺、銅三肽療法與三合一酵素複合物療法後，M 字部位變得比較不明顯，周圍的頭髮量增加，使瀏海與髮線看起來恢復正常。在治療成功後，加上患者本人努力地戒菸、戒酒，目前為止頭髮狀況良好。

案例十七　四十歲女性抗癌治療造成掉髮

　　一位四十歲的女性患者，因為頭髮量減少而來到了醫院。以為在抗癌治療結束後頭髮自然地就會恢復原狀，沒想到卻不如自己預期。雖然頭髮在治療結束後的確有重新再長出來，但長出來的頭髮卻非常細又軟，且

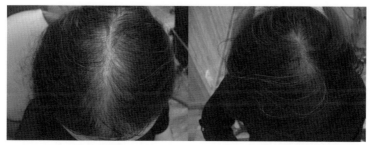

左：治療前　　　　　　　　右：治療後

整體髮量不及以前的三分之一。原本是個頭髮很粗，髮量非常多的人，三年前因為發現得了卵巢癌，開始接受抗癌治療，於是就出現了掉髮現象。這種掉髮的主因是使用抗癌藥物所造成的生長期毛髮掉落。大部分在接受抗癌治療後的病患，休止期的毛髮會增加，但這位患者的情況則是更惡化，且隨著年齡越高，毛髮就越不容易再生。

　　首先，為了活絡萎縮的頭皮與毛細血管，使用廣角LED 雷射以及離子淺層注射（Ion Meso Therapie, Meso Therapie：是在淺層的皮膚上用細微的注射器注入非常少量的藥物，來達到縮小副作用、提高效果、延長持續時間的目的）。並且同時搭配卡帕西代療法、高週波治療以及三合一酵素複合物療法，改以糙米為主食，經常攝取含有豐富鋅含量的堅果類與魚類、貝類，補充礦物質。在積極地治療下，七個月後情況大幅好轉。

禿頭單身漢的
新人生

　　經歷了好長時間的乾旱期，這是突然下起大雨及閃電交加的一天。我坐在診療室裡，看到一位頭髮十分濃密的老太太走進來。職業使然，看人時總是先看頭髮的我，不禁感到疑惑，這位老太太為何而來。

　　我小心翼翼地開口問道：「請問您有什麼事嗎？哪裡不舒服嗎？」

　　「其實不是我啦⋯⋯是我兒子⋯⋯我代替他來。」

　　「原來是這樣，可是掉髮治療必須要檢查本人的身體、頭髮狀況，才能治療⋯⋯」

　　「是，醫生，我知道。但我兒子現在在清州市讀大學，暫時沒辦法來，我才代替他來的。」

　　「這樣啊！我們星期二有夜間門診，星期六也有開，方不方便那時候再一起過來呢？」

「……不是因為這個。我兒子不願意去學校，所以拜託醫生您，請您說服他，讓他去學校吧！」

　　聽到這句話，我心裡產生了無數個疑惑，當下也有些驚慌。不去上學的學生，要醫生怎麼去說服呢？

　　「伯母，這種問題身為醫生的我可能沒辦法解決，要不要試著找找看專業的諮詢師呢？」在我說出這句話後，便看到這位老太太的眼眶裡含著淚水。

　　「過去一年來我勸也勸過，罵也罵過，諮詢師找了又找，他還是說他不要去學校。再過六個月就要準備入伍了，但他卻說自己不要去學校也不要去當兵，要去死，每天都在房間裡不肯出來，叫他回首爾他也不要。」老太太一邊說，一邊開始哭了起來。

　　老太太說，自己的兒子在進大學後的新生歡迎會上，被學長姐們開玩笑道：「像是已經結婚，有兩、三個小孩的大叔」、「像雜貨店裡賣菸的大叔」，因而受到很大的傷害。但因為還是大一，跟系上同學還沒有那麼熟，所以大家還不會大剌剌地開他頭髮的玩笑。但在某次期中考結束的團體兩天一夜活動，大家開心地喝酒玩遊戲，氣氛正歡樂時，一旁的朋友對著兒子的頭髮說道：「大叔，你是誰啊？是教授嗎？」話一說完，在場的所有人都笑了。當下感到十分難堪的兒子，笑不出來

也哭不出來，覺得很丟臉，對著那位朋友生氣後跑出了房間，回家了。

當時沒有任何一個人安慰他。從那之後，兒子對拿別人外貌開玩笑的同學們感到十分失望又難過，幾乎不再外出，整天待在家裡，要不就是跟社區裡的狗玩。最近聽說連最喜歡的狗都不知道去哪裡了，讓他連飯也不太吃，整天像個廢人一樣。

學校愛去不去這樣過了一年，到了大二上學期末。馬上就要期末考了，如果不考試的話，他就累積了三次警告，會被退學，可能要馬上準備入伍。媽媽心急地對兒子說：「只要考完這次期末考，我們再來想解決辦法」，還帶著兒子一起去求教授通融。教授答應只要來考試就會讓他不被退學，但兒子卻說：「二十一歲的禿頭，大學畢業了又怎樣？」依舊陷在自暴自棄的念頭當中。

在聽了這麼令人傷心的故事後，我心情也大受影響，非常心疼。我對這位太太說道：「我知道了，我會試著好好說服他，請您先說服您的兒子來醫院一趟，接受檢查吧！」在過了約一個月後，我幾乎都要忘記這個插曲時，那位太太與兒子一起來到了醫院。

戴著棒球帽的兒子，非常的瘦，穿著白色的 T 恤讓

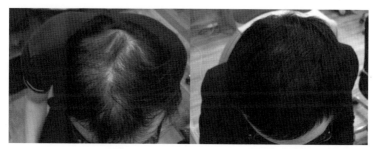

左：治療前　　　　　　　　　右：治療後

他看起來更加的單薄。大學生應該是對外表最在意、最花心思的階段，他卻穿著普通的運動鞋與運動服，看來是早已放棄打扮。

「你因為頭髮壓力很大吧？」

「……是的。其實休學的一年，一直在研究生髮的方法。」

「就算這樣，還是要去學校上課啊。」

「這樣的頭髮要怎麼去學校！朋友也看不下去，更不要說其他那些無視我的人了……」

「我問你一個問題就好。溫斯頓・丘吉爾（Winston Churchill）、畢卡索（Pablo Ruiz Picasso）、史蒂夫・賈伯斯（Steve Jobs），這三個人是所有學生都知道的名人，他們的共同點是什麼呢？」

「為什麼要問這個？不都是很有名的人嗎？」

「共同點是三個人都是禿頭。但是人們有因為他們

是禿頭而無視他們嗎？」

　　這位學生用一種奇妙卻又帶有一絲希望的眼神看著我。但接著他說道：「這些人因為很有名，所以人們自然不會無視他們囉！」口氣彷彿自己與其他人活在不同的世界一樣。

　　「我再問你一個問題就好。據你母親所說，你父親是禿頭，那你會因為父親是禿頭而覺得父親可笑，甚至鄙視他嗎？」

　　「……不會。」

　　「你誠實地說出來吧！你有因為父親是禿頭而鄙視他嗎？」

　　「真的沒有。」我看見他的眼角開始泛起淚光痕跡。

　　「聽我說，如果人們因為你的頭髮而無視你的話，那並不是你的責任，而是那些人有問題。

　　我小時候曾經看過一部叫做《糖果（Candy）》的漫畫。你記得這個故事嗎？糖果獨自在花園玩耍時，主人家的兒子尼爾與女兒以利亞出現，嘲笑正在玩辦家家酒的糖果是個孤兒。

　　但這時，艾柏特叔叔吹著口哨出現了。艾伯特叔叔嚴厲地對尼爾說道：『拿別人無法承擔責任的事情來攻

擊、嘲笑，是非常卑鄙的行為。」害怕的尼爾與以利亞趕緊逃跑。這是糖果與艾伯特叔叔的第一次見面。

就像糖果是個孤兒，並不是糖果的責任；你的頭髮會掉，當然也不是你的責任。絕對不是的。那些拿你的頭髮開玩笑的人，是比《糖果》漫畫中的尼爾更沒有人性的卑鄙傢伙。你要記住，你根本沒有必要受這些人的影響。」

「是啊！這不是我的錯。」

眼眶泛著淚的他，似乎變得比較有自信一點。看著他，就像在看二十歲時的我一樣，受掉髮所苦，深陷挫折當中。

「是啊！現在開始跟母親一起努力地治療看看吧！」一旁的母親聽了這話，終於也放下了心。

「還有，不需要休學。你不須休學來治療掉髮，好好地上學、打工，一邊努力地接受治療就行了。我所研發出來的生髮祕笈也是三種同時進行的『三合一』酵素療法呢！」

「好，我會努力的。」

這位患者會在二十歲就有掉髮問題，並不是 DHT 的增加導致掉髮，而是因為他的掉髮遺傳因子提早顯現出來。首先我請他使用菲那雄胺、卡帕西代以及三合一

酵素複合物在家治療。使用三個月後，恢復了約百分之六十五，讓他充滿希望。目前這位學生正專心於課業。

因為學校在清州市，所以由母親一個月一次來代為領藥。母親與我第一次見到時的樣子有非常大的轉變，臉上總是掛著充滿希望的開朗微笑。在我當醫生以來，治療過無數掉髮患者後漸漸感覺到，比掉髮當事人更心痛的人，正是母親。為了孩子什麼都願意去做，什麼都不怕的母愛，真的非常偉大。

第四章
對於掉髮的
十三個誤會

真相是很簡單的（The truth is simple）。

－愛因斯坦

禿頭不是遺傳？

「禿頭是先天性遺傳？還是後天造成？」這個問題常常在爭論掉髮原因時被提出討論。直至今日，這項爭論仍舊持續當中。

專職掉髮治療的人，往往會為了誘導患者使用他的治療方法，而有自己一套說明掉髮原因的說詞。某些植髮中心會說雄性禿是遺傳，所以除了植髮外其他的辦法都不管用。但是某些頭皮護理中心又說，植髮有著致命的缺點，因為將原本生長在後腦勺的頭髮移植到頭皮較薄、血管分布較少的 M 字部位時，頭髮反而更容易掉，手術後效果不明顯，又會產生副作用。他們總是告訴患者，只有積極地做頭皮護理，才能有效解決掉髮的問題。他們的說法通常不全然都是錯的。

而主要給病人處方籤的醫院，則會向患者說，除了

柔沛、敏諾西代之外，沒有其他方法能生髮。但這話也並非完全正確。網路上還有許多流傳的民間療法，像是要掉髮的人多吃醋、豆類、何首烏、黑色芝麻、黑豆、綠茶等等，用這些材料製成的「天然掉髮治療藥丸」，都非常受歡迎。腦筋動得很快的藥廠，馬上開始大量製造，透過成為醫師處方用藥或是藥局販售的商品，獲得極大收益。但讓我們來一一檢查，消費者花大錢買的藥，成分到底是什麼。大部分的口服藥主成分多為維生素 B1（硫胺素 thiamine）、維生素 B5、生物素（biotin）、角蛋白、胱氨酸的複合劑。而這些成分，對於造成掉髮的最大原因——遺傳以及自然老化，是沒有任何作用的，光靠這些藥物，不可能解決得了掉髮問題。就算看起來有相關，但其實這些成分根本不需要去吃藥，天然食物如豆類、糙米、堅果類、蔬菜、雞蛋、魚貝類中都含有上述所列的成分。至於中醫則是主張，因為腎臟或其他五臟六腑的不調和，或是火氣大頭皮溫度高才會掉髮。他們通常不會使用民間療法，也不推薦使用西藥或是敏諾西代，他們會告訴患者，抹藥會造成過敏，還可能造成更嚴重的掉髮。中醫認為當身體調和到正確的狀態時，掉髮就能獲得改善。當然，這些主張並沒有錯，或許還對治療有些幫助。但是我從沒聽過，也從沒看過，不透過其他東

西，僅僅透過中藥調理身體，使身體達到完美平衡後，掉髮就治療好的案例。況且，身體的平衡基本上要配合食療、運動以及放鬆的心情才能達到，光是透過中藥或是西藥，要達到身體的平衡或是治療掉髮，都是不可能的。因此，爭論中藥、西藥哪個對掉髮比較好，是沒有意義的。

既然如此，那麼成千上萬的掉髮患者，又該怎麼辦呢？

在我看來，根本沒有必要去爭論掉髮到底是不是遺傳。這個問題就像去爭論「黑人或白人是遺傳嗎？」一樣可笑。就像膚色遺傳一樣，掉髮當然也是遺傳。爭論這個是毫無意義的。黑人與白人結婚後生下的子女，會是黑人，還是白人呢？答案是中間的混血。所謂的遺傳，基本上是指卵子與精子相遇，各交換一半的遺傳，將父母所擁有的特徵傳給子女。

問題來了，有許多患者會問，為什麼父母的頭髮很多，只有我掉頭髮呢？兄弟姊妹們頭髮都很茂密，為什麼只有我頭髮稀疏呢？因此有些患者會認為掉髮並不是遺傳。事實上，掉髮的遺傳還取決於以下兩個要素。

第一，遺傳性為潛在型或是表現型，決定是否會有掉髮現象。

第二，比起潛在型或表現型，更關鍵的因素為使遺

傳性表現出來的環境。這裡所指的環境包括身體內部與外部。即使有遺傳基因也可透過自身的努力，使遺傳性表現出來的時間延後，甚至是使遺傳性表現出來的比例降低。

李奧納多‧達文西（Leonardo da Vinci）、莫札特（Wolfgang Amadeus Mozart）、愛因斯坦或是比爾蓋茲（Bill Gates），他們的確擁有天才的遺傳因子。但假使他們在非洲的某個落後山上出生，他們的天才能夠好好地表現出來嗎？說不定達文西只是個在洞穴裡作畫的單身漢；莫札特只會彈簡單的民俗樂器；愛因斯坦發明不了原子彈，頂多做出火箭；而比爾蓋茲不過是個連狩獵都不會的平凡青年。掉髮的遺傳也是一樣的。即使有著遺傳因子，也會受到環境的影響，可能完全不會表現出來。這就是掉髮治療的希望，也是這本書所要講的核心內容。

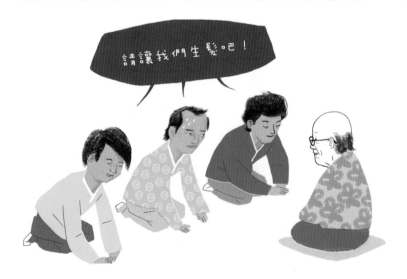

最好不要太常洗頭？

　　有掉髮問題的人，最常聽到的建議大概是不要太常洗頭髮，最好兩天洗一次就好。如果我們兩天洗一次臉，臉會變得如何呢？

　　頭皮就是臉部皮膚的延伸。洗頭髮也要像洗臉一樣早晚一次，才能更容易預防掉髮。就像衛生所倡導的要常常洗手一樣，頭皮也要常常清洗才行。頭皮的毛孔、毛囊很大，很容易產生皮脂，油脂與灰塵一多，就容易阻塞毛孔。頭皮如果被許多的老廢角質給蓋住，毛孔被堵塞，就可能產生發炎的狀況，DHT 不容易排出，阻礙毛髮生長。

　　尤其是在汗水與皮脂旺盛分泌的時期，早晚一定要洗頭。如果真的沒有時間一天洗兩次，那麼晚上洗頭的效果會比早上好。這是因為晚上睡覺時，血液循環比較

快，能夠促進毛髮成長，讓毛髮恢復健康。

梳頭也非常重要，其重要程度不亞於洗頭，有些人平常完全不梳頭髮，但是為了頭皮的健康，需要有正確的梳頭習慣。一般大家習慣在洗完頭後梳頭髮，嚴格來說，這是錯誤的方法。不應該在洗頭後，而應該在洗頭前就先梳頭髮。在洗頭前，用間距較寬的梳子先梳頭，將附著在頭皮以及頭髮上的灰塵及汙染物質去除。頭髮濕潤的時候會形成氫鍵，頭髮變脆弱，這時梳頭反而容易傷害頭髮的表皮（cuticle）。

梳頭時的方向也很重要。洗頭之前要從上往下；洗頭、吹乾頭髮後，則要從耳後或是脖子後方由下往上梳。洗頭髮前為了讓附著在頭皮以及頭髮上的灰塵及汙染物質掉落，所以由上往下梳；而洗頭、頭髮吹乾後，則為了要讓裡頭的頭髮通風，預防黴菌或是頭皮感染，所以由下往上梳。但一定要記得，一定要先將頭髮徹底地吹乾後再梳。

選擇梳子時，比起塑膠或是木頭材質的梳子，柔軟的橡膠材質更好。假使使用木頭梳子，也要選比較不硬的。有些人覺得天然的木頭梳很好，但就像坐在木頭椅上尾椎骨會痛一樣，太硬的木頭梳子容易刺激頭皮，反而對頭髮不好。

濕潤的頭髮要先從頭皮開始以毛巾輕拍來去除水分，然後再以冷風吹乾。

　　如果一開始就用吹風機來吹，頭皮的水分容易迅速蒸發，頭皮變得乾燥，頭髮就會非常的毛燥。最好的辦法是讓他自然風乾，然後再用梳子梳。如果要使用吹風機，要記得維持適當的距離，且最好不要使用溫度太高的風。

用肥皂洗頭比用洗髮精來得乾淨？

　　洗髮精的作用不只是洗頭髮。一定要仔細地選擇適合自己頭皮狀況的洗髮精。洗髮精扮演著清洗頭皮，去除毛囊汙染物、油脂、老廢角質，促進頭皮新陳代謝順暢的重要角色。大部分洗髮精的主要成分為介面活性劑，在選擇洗髮精時，最需要注意的正是介面活性劑。

　　假設這罐洗髮精裡含有對頭皮很好的綠茶、維生素C、角蛋白、胱氨酸、海藻類、礦物質，但最重要的介面活性劑卻是低價的石油系或是酒精系的話，還是會對頭皮帶來不好的影響。且如果洗髮精與頭髮不適合，就可能引起掉髮。

　　市場上販賣的洗髮精，大多分為油性頭皮、乾性頭皮、中性頭皮三種，但不論你的頭皮有多乾燥，最好還是不要使用乾性頭皮專用洗髮精。雖然洗髮精有不同的

分類，但在主要成分上沒有太大的差異，差別在於另外添加的保濕油分含量。乾性頭皮專用洗髮精，含有較多的化學物質（保濕油分），相反地，油性頭皮專用洗髮精則含有較少的化學物質。使用含有較少化學物質的洗髮精，對頭皮健康較好。

洗頭髮後使用的潤絲精，或是護髮素（treatment），都屬於塗層劑（coating agent），只能用在頭髮上，不能用在頭皮。因為潤絲精與護髮素的主成分多為塗層劑或乳化劑的化學結合物，即使你洗得再仔細，也很難將殘留在頭皮上的部分清洗乾淨。殘留的化學結合物就可能造成毛孔堵塞，引起掉髮。另外，為了防止洗髮精的鹼性成分傷害頭皮或毛髮，潤絲精最好使用中性或是弱酸性成分的。就我個人來說，我不建議掉髮患者使用潤絲精或是護髮素。

另外，護髮調理（conditioner）是用來讓頭髮狀態達到最佳，因此在選擇時，要比較的不是主要成分，而是功能。最好選擇有防止靜電、維持 PH、保濕這三種功能的產品。

洗頭時，先以攝氏三十五度～三十七度的溫水沖洗，將頭皮及頭髮充分弄濕後，先將洗髮精搓揉起泡，再輕輕地按摩頭皮及頭髮。當洗髮精直接接觸到頭皮

時，介面活性劑會刺激頭皮，因此要先將洗髮精在手中搓揉起泡後再洗頭。接著使用潤絲精或護髮素後，一定要仔細地清洗，才不會殘留在頭髮上，堵塞毛孔造成發炎。

另外，還有正確使用洗髮精的時機。洗澡時，要先充分地弄濕頭皮，接著先洗臉或是洗澡，一邊多次沖洗頭皮，目的是為了留時間讓水分能充分地進到頭皮，接著才是使用洗髮精的時機。有許多人會在頭髮沖濕後馬上使用洗髮精，但這樣可能會因為過度的介面活性作用，讓頭皮受損。在洗臉、洗澡完畢後，將充分濕潤的頭髮放在最後洗一至二次。洗頭→洗臉→洗澡是錯誤的順序，沖濕頭皮→洗臉→洗澡→洗頭才是正確的順序。

炎熱的夏天，有些人認為用肥皂洗頭感覺頭皮更涼快、更乾淨，尤其是男性。但使用肥皂洗頭，感覺更清爽的原因並不是因為肥皂的洗淨力強，而是因為肥皂的介面活性劑過度地作用，使頭皮角質剝落。這些剝落的頭皮角質反而可能阻塞毛孔，因此不建議以肥皂洗頭。

頭皮屑與掉髮一定有關係？

頭皮屑有兩種，分別是與掉髮有關的、與掉髮無關的。皮膚代謝的週期為二十八天，如果是隨著週期掉落的頭皮屑，則為正常的角質，不需治療。人們常常將角質與頭皮屑搞混，當正常的角質非常多時，常常會誤以為是嚴重的頭皮屑。

與掉髮相關的頭皮屑，其主要原因為黴菌或細菌。如果搔癢的症狀持續且無好轉跡象時，就要多加留意，有可能是黴菌感染。這時如果使用油性頭皮專用洗髮精，會讓頭皮更加乾燥，頭皮屑可能更多。當頭皮屑問題持續時，平常可使用中性洗髮精，搭配一週使用兩次吡啶硫酮鋅洗髮精或克多可那挫洗髮精，可達到互補的效果。但如果天天使用含有吡啶硫酮鋅或克多可那挫成分的洗髮精，會產生抗藥性，因此一週最多使用兩次。

洗頭後最好不要使用護髮素、髮蠟、髮膠類的產品。

很多人在發現有脂漏性掉髮現象時，會選擇馬上使用抗生素或是類固醇。在使用初期，會覺得好像情況好轉，但其實這不是在殺死細菌或是黴菌，反而像是在餵養它們。因為給它們東西吃，所以剛開始會很安分，但隨著你使用這些藥，反而讓它們更加壯大，開始惡性循環。且因為產生了抗藥性，很容易就會惡化成慢性脂漏性頭皮炎。這就是為什麼不能長期使用抗生素或類固醇。為了治療細菌而使用強力抗生素的話，細菌會馬上變成更強壯的細菌。

天然的抗生素有綠茶的兒茶素以及茶樹精油，兒茶素用飲用的，茶樹精油則用塗抹的。在家裡製造擁有了強力抗菌功能的三合一酵素複合物酵素液，每天塗抹在頭皮上也會有明顯的改善效果。洗完頭後，將酵素液均勻塗抹在頭皮後輕輕按摩，蓋上熱毛巾五分鐘即可，不需要再用水沖洗，等頭髮自然乾燥。這個方法可說是一石二鳥。第一，可以去除頭皮角質，第二，可以減緩頭皮脂漏性問題，第三，因減少了造成掉髮的主因 DHT 生成，可達到抑制毛囊蟲繁殖，清除黴菌的效果。

禿頭的人精力旺盛？

人們常說，禿頭的人精力旺盛。這是真的嗎？曾經有個節目，做過精力王比賽。讓參加者拿著重達三百五十公斤的鐵桶，進行深蹲（squat），或是扛起汽車，甚至是用繩索拉動火車，聚集了來自世界各地，力量大到不可思議的男人們。但是這群參賽者中，禿頭的比例與一般人相差無幾。光從這點，就可以知道精力與禿頭沒有太大的關係。

偶爾會有女性患者，吞吞吐吐地問道：「治療掉髮所吃的柔沛，真的會讓性能力變不好嗎？」而男性患者更常直接問道：「精力真的會大不如前嗎？」而我總是這麼回答：「根據統計結果，服用藥物的所有人中百分之三‧五曾出現性慾低落的現象，但使用安慰劑後，則減少至約百分之一‧七。」

針對男男女女都非常擔心的性慾問題，有個非常有趣的研究結果。

以男性為調查對象，統計結果顯示，越是年輕、腰細屁股適當大、腰臀比在〇‧八的女性，對男人來說越有性魅力。這個統計結果不論是東方、西方男性，甚至是非洲男性都相同。但是，如果完全符合上述條件的女性，私生活亂七八糟時，對男性來說，這位女性的性魅力會大幅降低，性慾也會突然消失。人類是如此在意肉體及精神的共存。

性慾雖然是肉體上的慾望，但卻要滿足精神上的條

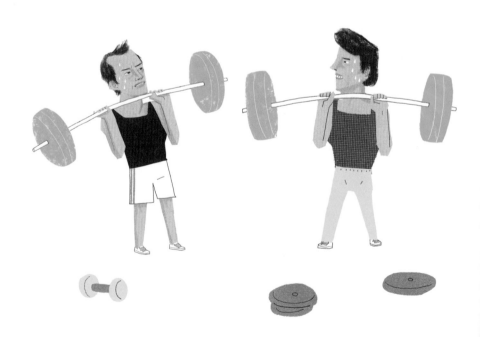

件，才能被喚醒。雖然我們會認為性慾是一種衝動、突然產生的興奮狀態，但其實性慾是當掌管休息、消化、睡眠的副交感神經活躍時，刺激生殖器官才會產生。負責平緩情緒的副交感神經讓生殖器官的血管擴張，造成勃起。就結論來說，性慾並不只受單一的荷爾蒙代謝物DHT所影響，而是包含全身性、環境、心理、社會、人格的因素在內。

工時太長會掉頭髮？

　　因為壓力與憤怒，可能造成免疫系統失調，攻擊自己的毛囊細胞，造成掉髮或是白頭髮。曾为法國國王路易十六王妃的瑪麗・安托瓦內特（Marie Antoinette），被關在巴士底監獄時，據說在執行死刑的前一天，她的頭髮一夕間變白。為什麼瑪麗・安托瓦內特的頭髮，會在一夕變成白色的呢？

　　大人們常常會對孩子說：「都是因為你，頭髮都白了。」每當子女聽到這樣的話時，絕對會認為不是因為自己，而是因為大人年紀大了。但這句話是正確的。人一旦感受到壓力，就可能造成免疫系統失調，自體免疫細胞會不分好壞攻擊，將自己的毛囊細胞誤認為是外來的，造成頭髮變白，或是出現圓形禿的現象。頭髮會變白，是因為自體免疫細胞將黑色素視為敵人而攻擊。要

記得，壓力荷爾蒙是生存相關的荷爾蒙，一旦你出現了憤怒的情緒，它會變得急躁，分不清楚到底是自體細胞還是外來敵人而隨意攻擊。

掛心的事情多、有很多壓力的人就會看起來很老，吃很多苦的人頭髮就容易變白。換句話說，工作、課業壓力龐大的人頭髮很容易變白，而常保愉快心情的人則頭髮不容易白。問題不在於你實際上工作、要念的書有多少，而是在於你面對事情時的心態。隨著你的心境，感受到的壓力也會有所不同。心境上的差異能夠造成完全不一樣的結果。

圓形禿是圓形的？

　　圓形禿的原文為「alopecia areata」，其中「alopecia」指的是掉髮，「areata」指的是區塊（area），意指在特定部位出現掉髮現象，但因為翻譯錯誤而成了「圓形禿」。其實比起稱為「圓形禿」，「區域型掉髮」、「局部型掉髮」更符合這類患者的實際情形。

　　因此，圓形禿的掉髮區塊通常並非圓形的。可能是三角形、橢圓形，甚至還有所謂的蛇形禿，掉髮區塊蔓延整個頭部。

　　說到圓形禿，大家可能會聯想到很久以前常出現在搞笑節目上的藝人。頭髮上有著硬幣大小一塊塊的白色區塊。但那不是圓形禿，而是由黴菌或寄生蟲所引起的感染或是毛囊炎所造成的掉髮。

　　像上面所說的例子，因為掉髮部位是圓形，就把脂

漏性掉髮誤以為是圓形禿，而馬上注射類固醇的話，只會讓病情更加惡化。

　　黴菌最喜歡的東西就是類固醇。類固醇會抑制免疫，使注射或塗抹的部位失去抵抗力，當菌類進入時，處於毫無防備的狀態，久而久之使掉髮更加嚴重。

使用臉部專用化妝水
可以讓頭皮保濕？

　　頭皮與皮膚，在組織學上是有非常大的差異。頭皮的學名為「scalp」，包含了「皮膚（skin）」、「結締組織（connective tissue）」、「腱膜（apponerosis）」、介於骨膜及腱膜之間柔軟的「疏鬆結締組織（loose areolar）」、「骨膜（periosteum）」這五個意思，分別取了首字母組成的單字。一般我們所指的「皮膚（skin）」，則意指「表皮（epidermis）」、「真皮（dermis）」以及「皮下層（subcutaneous tissiue）」。雖然頭皮與皮膚十分類似，有毛孔、皮脂腺、汗腺，但頭皮的毛孔要比皮膚來的大，皮脂腺也更發達。

　　頭皮專用化妝水一般來說成分為收斂作用較強的酒精，以及有抗菌消炎作用的水楊酸（salicylic acid）。因此如果將頭皮專用保養品塗抹在臉上，可能會感覺十分

刺痛，且隨著酒精蒸發，可能把皮膚的水分都會帶走。反之，如果將臉部專用化妝水或精華液用在頭皮上會怎麼樣呢？一般來說，臉部用的保養品往往比頭皮用的要來得黏稠，乳化劑、甘油（glycerin）、精油等油分含量較多，抹在頭皮上時，可能會堵塞頭皮毛孔，嚴重甚至會造成毛囊炎或掉髮。

對皮膚來說，水分非常的重要。大家一定有看過，在天氣炎熱的時候往地上潑水的畫面吧！隨著水分蒸發帶走地面的熱，使我們暫時感到涼快，這叫做汽化熱。原理相同，如果你使用的頭皮或是臉部專用化妝水，在塗抹的時候感覺非常清涼，通常成分裡一定含有較多的酒精或是薄荷醇。這類的產品，往往只是讓你感覺涼快，卻會造成肌膚的負擔，過於刺激，並且將皮膚的水分帶走。

以前有個叫做「收斂調理液（astringent toner）」的產品，賣得非常好，最近改了名叫做「毛孔管理化妝水」。所謂的毛孔管理化妝水，通常含有較多的酒精成分，當塗抹在 T 字部位時，會將分泌過於旺盛的油脂帶走，同時也會讓皮膚輕微脫水，使毛孔暫時縮小。另外，還有一種噴霧產品，在化妝後的臉上噴灑，聲稱可以保濕，人氣也非常旺。但要小心，這類的產品，與水

蒸發的汽化熱原理相同，可能會將皮膚的水分帶走。

　　要補充皮膚的水分從內部毛細血管供給的效果是大勝外用產品的。換句話說，比起在皮膚上灑水，多喝水的效果會更好。在皮膚上灑水的舉動，就像是在口渴時往脖子上灑水一樣，根本不可能真的解渴。讓臉部保有水分的最佳辦法，不是去敷臉、抹保濕產品，而是攝取充分的水。同樣地，供給頭皮水分的最佳辦法，也是多喝水。汽車沒有油去加油站，加油站員工會對你說：「請把車窗關上，現在準備在您的車上灑油」，還是「請打開加油孔」呢？

不能忽略掉髮治療劑的副作用？

每當看到因為顧慮藥物可能產生的機率極低的副作用，而放棄治療或是錯過治療黃金時間，到了末期才來看醫生的患者，我總替他們感到非常難過與惋惜。不論是哪一種藥，都會有些微的副作用。因為害怕副作用而放棄治療，卻不肯改變愛吃垃圾食物、肉食為主的飲食習慣，還有不戒菸、戒酒，這完全是本末倒置。這就像有些人不戒菸、戒酒，卻擔心蔬菜裡可能含有的極少量農藥或環境荷爾蒙一樣可笑。

尤其是以菲那雄胺為製劑的柔沛，許多人擔心吃了後會降低性慾。但是根據 FDA 的統計資料顯示，十年來使用菲那雄胺的患者，前列腺癌的發病率降低了約百分之二十六，而 Gleason 分級（將前列腺癌分為五階段的指標，四以下屬於分化度高，五～六是中度，七以上

則是低度，Gleason 分數越高，預測疾病的可能病程和結局越差。）較高的部分人士，前列腺癌的發病率則增加了約百分之一·七。但整體來說，服用該藥物在降低發病率上有十分顯著的效果。治療掉髮可能引起的副作用，與酒、菸所帶來的影響相較之下，是微不足道的。

做為參考，我們所喝的酒，在分解的過程中會變成有毒的乙醛，是造成肝硬化的兇手，喝酒就像是不停地供應福馬林（formalin）給身體。另外，菸中含有三千種以上的致癌物質，是地球上最毒的物質。抽菸的時候，殘留在濾嘴上黑色的東西，許多人都以為是尼古丁（Nicotine），但其實並不是尼古丁而是焦油。焦油是問題的所在，負責解毒的肝，會盡力想將焦油轉換成毒性較低的物質，但反而把焦油變成了毒性更強的致癌物質苯並芘（benzopyrene）。換句話說，每抽一根菸，就像往你的肝滴一滴汽油。

過去二十年來全世界有數千萬人使用柔沛，但因為服用柔沛而造成肝硬化或是生出畸形兒的案例，目前為止還沒有看過。不論使用哪種治療方式，「及早治療，效果更快」是不變的道理，在治療掉髮上當然也適用。不要再無謂地擔心副作用，而錯過了治療黃金時機！

誤會十

人也會有換毛期？

　　我與其他人不同，有自己獨到的方法感受季節變化。一整年都在研究室及醫院的我，很難知道季節的變化，看到來醫院的患者頭髮新長出來，我就覺得春天來了；看到患者茂密的頭髮，我的內心就到了夏天；但當走進來的患者掉髮情況嚴重時，就讓我想到了秋天。照這樣來看，人是不是也像動物一樣，會有換毛期呢？許多人這麼認為，甚至有這樣的說法，認為在春、秋季，頭髮容易掉。真的如此嗎？

　　即使都稱做換季期，春天與秋天的掉髮情況還是不同的。換季期可以視為四個季節以外的第五個季節，為了預防換季掉髮，在前一個季節的頭皮管理是非常重要的。春季的掉髮，主要是因為春季前的嚴寒冬天，讓血管收縮，頭髮血液循環不順暢，突然溫度上升，造成頭

髮暫時性的大量脫落。這時，如果不花心思好好照顧，頭髮就會維持著減少的狀態進入夏季。為了防止春季掉髮，一定要注意冬天時的頭皮保養。

冬天時，頭皮容易乾燥、脫水，因此補充水分是很重要的。為了防止頭皮乾燥，可以選擇一週兩次使用含有薰衣草精油或是茶樹精油的保濕洗髮精，效果會比塗抹精華液、保濕水來得有效。冬天時血管會萎縮，血流量減少，所以掉髮患者要特別注意。尤其是女性掉髮患者，原因往往是頭皮血管萎縮，冬天是關鍵。突然變冷的話，後頸部肌肉會萎縮，使得後腦部分的動脈收縮，流經頭皮的血流量減少。也就是說，幫助毛髮形成的必要養分與氧氣，沒辦法充分地供給，就容易造成掉髮。為了改善這種狀況，可以每天浸泡半身浴三十分鐘，或是在洗頭前，以溫度高的熱毛巾覆蓋在頭上，讓頭皮的肌肉與血管放鬆。

就算沒有掉髮問題，在夏天也要多多注意頭髮。夏天溫度高，濕氣重，細菌及黴菌很容易孳生。洗完頭頭髮還沒有全乾時，就綁頭髮或是躺在枕頭上睡覺，容易使細菌、黴菌、毛囊蟲大量繁殖。因此在夏天時，最重要的就是保持頭皮的清潔，以及乾燥，以防止細菌的孳生。另外，過強的紫外線不只傷害頭髮，還會破壞頭皮

的膠原蛋白層，讓真皮層變薄，而變薄的頭皮沒有空間讓毛囊生存，造成掉髮。過強的紫外線會讓頭皮加速老化，因此一定要注意防曬。

夏天為了避暑去游泳池，也有需要注意的地方。頭皮在乾燥的狀態下直接進入游泳池，泳池水裡的氯以及各種消毒物質很容易進入頭皮的毛囊之中，造成掉髮或是頭髮褪色。在進泳池前，先在頭皮上塗抹頭皮營養劑或是三合一酵素複合物酵素液後再入水，可以阻擋百分之七十以上的泳池內毒素。在游完泳後，一定要立刻以洗髮精洗頭，將頭皮與頭髮上的消毒物質洗乾淨。另外，夏天時頭皮會變比較薄，因此最好不要在夏天時燙髮或染髮。

秋天來了。秋季時溫差變大，頭皮變乾燥，角質增加，且經過整個夏天的紫外線荼毒，頭皮萎縮，很容易造成掉髮。要防止秋季掉髮，你要投注與夏季相當的心血在頭皮管理上。不要選擇針對毛髮的洗髮精，而是要選擇針對頭皮的洗髮精，讓頭皮上堆積的灰塵、重金屬、皮脂消失無蹤，才能促進頭皮細胞再生以及新陳代謝，使頭髮健康成長。而且在夏季高溫濕熱的環境下，毛孔變大，到了秋天溫度突然下降，毛孔與頭皮血管收縮，毛囊跟著萎縮。隨著日照量減少，天氣變涼，使頭

髮成長的必要物質血清素（serotonin）、成長荷爾蒙減少，充分的睡眠以及水分供給是很重要的。當保濕做不好時，就會產生角質，掉髮的現象也會越來越明顯。尤其是秋季，掉髮通常不是特定區塊，而是整體髮量減少的擴散型掉髮。

Tip

洗頭後，為增加血液流通順暢而進行的頭皮按摩
將能夠使血流增加的橘子或柳橙皮煮成茶，在裡頭滴入五滴有助於血管擴張的精油，維持溫熱的狀態下進行按摩效果最佳。
・材料：乾燥的橘子皮五十公克、薰衣草精油、薄荷精油、洋甘菊精油
・製作方法：在兩百毫升的滾水中放入五十公克的橘子皮，熬煮二十分鐘。→將橘子皮撈起，將煮好的橘子皮水冷卻至約攝氏五十度時，加入薰衣草精油、薄荷精油、洋甘菊精油各五滴，攪拌一分鐘。→洗完頭後用毛巾擦乾，頭皮還有些濕潤的狀態時，取剛才做好的按摩精油約二十毫升，抹在頭皮上按摩。→按摩後用間隔寬的梳子梳頭髮。不須洗掉，讓頭髮自然風乾即可 剩下的按摩精油可放於冰箱中冷藏保存。

你只看相信的東西，還是只相信看見的東西？

　　最近電視劇〈順藤而上的你〉（台灣譯為〈小媳婦女王〉）中的演員金尚昊，是廣為人知的禿頭演員。在這部電視劇中，他飾演另一位演員柳俊相的叔叔，從事不動產仲介業。柳俊相則飾演三十多歲的外科醫生，溫柔多情的新世代老公。從外表還有角色設定上看來，兩人的年紀有些差距。但是跳出戲劇的設定，這兩位演員的真實年齡讓人驚訝。劇中飾演姪子的柳俊相是一九六九年生，而飾演叔叔的金尚昊是一九七○年生，比柳俊相還小一歲。金尚昊雖然是禿頭，但是不看他頭髮只看臉還有皮膚，他是有資格扮演較年輕的角色的。但因為禿頭，他總是得飾演稍有年紀的中年男子角色。

　　外貌帶給人的第一印象，有著如此大的影響。不

只是電視劇，在電影中也是一樣，沒有頭髮、胖、個子矮、皮膚顏色不同的演員，往往飾演較負面的角色。雖然當主角是反派時，還是找個子高、帥氣、頭髮多的美男演出，但如果是配角為反派時，十個有九個都是個子矮、沒有頭髮、肚子凸出來的演員。這就是外貌帶來的巨大影響力。

著有《成功的法則》的美國知名作家拿破崙・希爾（Napoleon Hill）曾說過：「這件西裝替我賺了錢。」據說他有超過五十套的西裝。安托萬・德聖埃克絮佩里（Antoine Marie Jean-Baptiste Roger de Saint-Exupéry）的著作《小王子》中也有類似的內容。天文學家舉出國際天文學會的有力證據，發表了關於小行星 B-612 號的觀測記錄。但是這位天文學家，發表時穿著較不俐落的傳統土耳其式服裝，讓在場人士都不相信他的言論。過了幾年後，天文學家穿上了整齊合身的西裝，發表了一模一樣的文章。但這次，所有人都認可他的言論，並採用他的文章。另外，美國的知名成功經驗談演講者史蒂夫・錢德勒（Steve Chandler），每次前往演講時，總是以法拉利跑車（Ferrari）代步。他曾經解釋過，為什麼要搭法拉利跑車。「人們在聽我的成功之道演講時，會幻想自己的未來。人們會以我的車來評價我，雖然他們

的觀點有問題，但搭法拉利跑車是對我非常有利的。」

據說，對人的第一印象，在三秒內決定。《說服的心理學》作者羅伯特・西奧迪尼（Robert Cialdini）曾經做過一個實驗。讓曾經犯下重罪的犯人進行整型手術，結果再犯的比率降低了。還有個有趣的結果，長的好看的人，在法院判刑時，往往判的較輕。因為人們總會以你所看到的來判斷，認為長的這麼好看的人，怎麼會犯這樣的罪呢？

再看看選秀節目。比起最重要的歌唱實力，人們很容易受外貌所影響，因此有些節目還會要求評審向後轉，只用耳朵聆聽歌聲，不受干擾地做出判斷。但這種評審方式也只會在預賽時使用，到了最後一關，還是要同時具有外貌、歌唱實力、舞台魅力的人。因為人們並非看自己相信的東西，而是只相信看見的東西。

憂鬱症只要下定決心就能治癒？

　　這些年來替患者治療掉髮，漸漸有越來越多的患者，有憂鬱症的傾向。不只是患者本人容易有憂鬱症，患者的父母因為擔心孩子，也容易有憂鬱症。但有許多人認為，憂鬱症只要下定決心就能治癒，把憂鬱症想得非常簡單，反而給患者更大的壓力。會這麼想，是因為人們對憂鬱症完全不了解的緣故。就像對掉在水裡的人大聲問道會不會游泳，要溺水的人擺動手腳游泳一樣，非常的無知。對溺水的人來說，最需要的是幫忙，應該要給他繩子或是救生圈才是。指責憂鬱症患者是因為意志力太弱，要他們自己從那樣的困境中逃出，就跟不管溺水的人死活一樣，不只是無知，還非常的殘忍。

　　憂鬱症的情況，是沒有辦法自己治療，需要周圍的人幫忙。憂鬱症並不像我們所想的，是決心及意志力

的問題，而是在腦裡已經產生了實質變化，造成問題。人類在感受到情感時，有數千億個腦細胞形成神經鍵（synapse nervous），這時需要神經傳導物質。所謂的神經傳導物質，就像是在接力賽時的接力棒的角色。

在韓國，有超過兩百七十萬名的憂鬱症患者，每年有十一萬名的憂鬱症患者嘗試自殺。如果你認為憂鬱症是因為生存競爭以及壓力所造成，就等於是忽略了憂鬱症現象的本質。憂鬱症是器質性的疾病，換句話說，患者對壓力的防禦力弱才是主要的原因。因此只要能提高壓力防禦力，就能夠充分預防及治療憂鬱症。

要能同時解決這項問題的答案，就存在於我們的腦裡。感覺憂鬱，一般是因血清素不足所造成的腦的反應。血清素是腦的神經傳導物質之一，負責調合、安定、創造的物質，一旦血清素不足，就可能會造成不安與焦慮，無法順利調節壓力。憂鬱症初期，患者會充滿不安與憤怒的情緒，漸漸地感覺不到安定與幸福，深陷於憂鬱中。周圍的人一旦感覺到似乎是憂鬱症時，一定要勸患者盡早治療。

誤會十三
假髮是最後的希望？

　　使用假髮時，最好準備兩頂一樣造型的假髮，替換著使用。假髮就像身體一樣，偶爾需要休息，如果因為想節省費用只買一頂，每天使用的話，反而會讓假髮的壽命減短。相同造型的假髮替換使用，較能維持假髮的模樣及壽命。

　　讓我們來看看，訂做假髮的程序。首先要用許多層的保鮮膜將頭髮包起來，下一步在上頭緊緊地黏上膠帶，這是假髮的最基本作業，接下來在頭上以奇異筆畫出髮線，並剪下，到這一步驟約完成了百分之五十。這時是決定假髮命運的最重要一刻。許多人會以為在假髮的製造過程中，黏上頭髮的步驟最重要，但其實完全相反。走進假髮店時，那些看起來十分普通的職員，決定了假髮的生命。拿著保鮮膜、膠帶、油性筆的職員，是

製作假髮基底的人，他們要有最棒的技術才行。在這些職員中，你要好好選個有實力的職員，讓他幫你做出最自然的髮線。接下來，假髮店會以畫出來的模樣做成假髮網，交給下游廠商黏貼頭髮。接著再由客人戴上假髮，與職員討論髮型，修整假髮後才算完成。上述為假髮生產的基本原理。

　　不論用的是多尖端的技術，或是假髮的基底是通風效果佳的薄網，假髮生產時的基本原理都相同。而且不論假髮的基底通風效果有多好，上面覆蓋了濃密的頭髮之後，都不可能會真的通風，這是假髮不能改變的宿命。有些假髮業者的廣告文宣會寫，感覺癢的時候可以盡情地抓，但隔著好幾層的保鮮膜抓癢的感覺，不用我說你也明白，根本無法止癢。甚至還有聲稱可以戴著假髮游泳、進到三溫暖，可以像自然的頭髮一樣洗頭、吹乾，一點也看不出來是假髮。但是如果你真的戴著假髮去游泳，游泳池裡的強效消毒物質反而會因為假髮而沒辦法排出，讓頭皮的情況更惡化，加快掉髮的速度，假髮的壽命也會減短。戴著假髮洗頭、吹頭髮又會如何呢？洗髮精很有可能會殘留在頭皮上。這會刺激頭皮，引起發炎，讓所剩不多的真髮處境更加危險。事實上，根本不存在假髮業者所謂的「感覺不出來有戴的假

髮」。尤其是黏貼式假髮，還有業者宣稱一個月都不需要拿下來，可以戴著睡覺，在我看來完全不能理解。夾式假髮也是一樣。

觀察超過一千名黏貼式假髮使用者的頭皮，發現百分之八十以上的患者，都患有毛囊炎，或是接觸性皮膚炎、搔癢症、牽引性掉髮的單一症狀。其中百分之七十五以上的患者，還有黴菌感染、細菌繁殖以及脂漏性頭皮炎的症狀。使用磁石型假髮的患者，頭皮損傷的情況較少，但黏在假髮下方的磁石，下面的頭髮收到牽引，很容易掉髮。

即便如此，配戴假髮對於掉髮患者來說，還是一個可以供他們選擇的的好方法之一。既然如此，該選擇哪一種假髮呢？就我個人立場，我會推薦使用夾式假髮。即使比起黏貼式，它會有些不自然。但我所擁有的十八頂假髮中，十七頂都是夾式。

夾式假髮在使用後約一小時，頭髮分線與髮線部分的假髮基底會稍微翹起來，變得有點不自然。但是只要每個小時都稍微調整一下假髮，梳一梳假髮就能解決，其實非常的方便。而且隨著技術的進步，最近也有許多改良的夾式假髮，與黏貼式假髮的差距不大。最重要的，考慮到頭皮的健康以及掉髮治療，使用夾式假髮還

是最好。十五年來我親自使用過各式各樣的假髮，聽過許多假髮使用者的意見分享，不論是黏貼式、夾式、磁石式，都無法解決頭髮分線、劉海以及髮線的不自然問題。既然都沒有辦法達到完美，至少要以頭皮的健康為優先來選擇，因此我推薦使用夾式假髮。

讓我們更深入地了解黏貼式假髮的問題。髮線部分需要用剃刀整理乾淨，黏貼式假髮的雙面膠黏性才會好。這裡出現了兩個很重要的問題。第一，從 M 字部位到前額部分的黏貼式假髮，會牢牢地黏住頭皮，完全無法通風，感覺癢的時候也沒有辦法抓。牢牢地黏住頭皮，會讓頭皮以及毛囊不能呼吸，等於是要放棄剩下的真髮。這類人為因素造成的掉髮，以後不論用什麼藥，治療效果都不會非常好，植髮的成功率也較低。第二，即使你用剃刀刮得再乾淨，只要兩到三天，頭髮就會一點一點地長出來，一個星期至少要剃一次。但是這與刮鬍子不同，毛囊非常的敏感且脆弱，小小的刺激也很容易造成感染。尤其是在黏貼的地方，頭皮很容易引起毛囊炎或是細菌感染。綜合以上兩點，如果考慮到未來治療，請選擇對頭皮傷害較小的夾式假髮。

使用假髮的方式有兩種，請參考。第一，在沒有風或是氣溫涼爽的時候，將假髮清洗後反過來擦乾水。

這時一定要記得，抓著假髮的後腦勺部分來擦，才能維持假髮的蓬鬆。接著馬上洗頭，並用毛巾擦乾，讓頭髮自然乾燥。盡量讓真髮與假髮的乾燥時間一致。還有些濕潤時，將假髮髮線放在真髮的髮線前約兩公分，用梳子梳並以吹風機吹乾。這個方法可以讓假髮看起來最自然。但是只要一到兩小時，前面的頭髮就會變得較不自然，需要定時梳整頭髮，盡量讓真髮與假髮的差異減少。要帶著梳子行動的確是有些不便，且天氣不好或是起風的日子，就更難戴假髮了。天氣不好的時候，可以試著使用軟性的造型幕斯。

對使用假髮的人來說，天氣不好指的是非常悶熱或是風大的日子。風大的時候，假髮可能會被吹翻；天氣悶熱的時候，不用多久，假髮就會變成一團。剛開始使用假髮的使用者，害怕上述這種情況發生，往往會使用造型噴霧固定假髮。但這樣一來，如果假髮沒戴好，或是樣子亂了，就很難去調整，看起來更不自然。

戴好假髮後，可以在浸濕的梳子上沾一點軟性的造型幕斯，從後腦勺或是兩旁的頭髮開始梳，最重要的瀏海、髮線與頭髮分線部分，則留到最後，用剩下的造型幕斯小心地梳整髮尾部分即可。

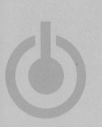

第五章
方院長的五十六天
生髮祕笈

傻子們盡情地吃吧！墳墓將對著你們張開三倍大的嘴。

－威廉・莎士比亞（William Shakespeare）

節食・素食食療

頭髮取決於我們吃什麼

人類的細胞有超過七十兆個。七十兆這個數字，相當於地球人口的一百倍，我們的身體裡有如此多的細胞存在。而供給我們體內細胞的養分，是來自於我們幾個月前到幾天前所攝取的飲食。我們所吃的東西，不只影響我們的身體，還有精神（思考方式與情感），當然也包括了頭髮。

掉髮早已不再是男性專屬。過去十年，女性掉髮患者數增加了二・五倍。女性患者往往認為掉髮是男性才會發生，不知道自己的掉髮是雄性禿（女性掉髮的百分之七十是因為過多的男性荷爾蒙代謝所造成的雄性禿）或是遺傳性掉髮，而不予理會，等到掉髮已經持續一段時間後才來求診。所謂的遺傳，往往一半來自父親，一

半來自母親，因此不能因為是女性就掉以輕心。即使是遺傳性的掉髮，也可以透過三合一酵素複合物療法以及生髮食療進行治療。越快使用三合一酵素療法，治療的效果就越好。

在我開始治療掉髮以來，見過超過十萬名的患者，我才知道原來人們對掉髮有著天大的誤會，以及錯誤的認知。隨著年紀的增長，臉上出現皺紋，皮膚老化，這樣自然的生理現象我們很容易理解，但對於我們看不見的老化，卻往往不能接受。舉例來說，胃病患者常常會問：「為什麼得胃炎都不會好呢？」當我回答：「透過內視鏡檢查，你有胃炎，胃黏膜有胃小腸型上皮化生（intestinal metaplasia）現象，胃幽門有輕微潰瘍，可能是胃癌。」時，十個病患裡有九個會認為我是名醫。但如果我只單純地說出事實：「胃腸會隨著年齡增長老化而有罹患胃癌的危險。」的話，患者們往往會以不可置信地表情說：「我才幾歲，怎麼可能得胃癌？」

這是因為大部分的人都不懂身體的基本原理。所有的人體器官，都會隨著使用次數越多而老化。人體的所有器官在消化、代謝、分解食物的過程中，酵素逐漸枯竭，緩緩地、不停歇地老化。吃太多會老，吃得少可永保年輕。這是亙古不變的健康法則。頭髮也適用這項法

則。為了生髮，要節約並補充身體內的酵素。最好的辦法就是使用我所研發的三合一酵素療法。

有部分的患者來看診時，症狀是頭皮很癢。大多數的患者頭皮癢的原因不在於表皮部分而是真皮。提到頭皮直覺會想到的是表皮，也就是頭髮的表層，但造成搔癢症狀的原因是來自於深層的真皮層，形成毛囊的部位。往往是因為真皮層的毛囊或皮脂腺發炎。當有這種症狀時，首先要做的是避免過甜、過鹹、過油的飲食。

大部分的搔癢症是因為脂漏性頭皮炎、毛囊炎或是毛囊蟲。為了抑制毛囊蟲的生長，要避免攝取供給毛囊蟲營養的肉類、乳製品、速食以及過甜、過鹹、過油的飲食。另外，配合塗抹三合一酵素複合物酵素液，多吃糙米、蔬菜、水果、堅果類，可分解膽固醇（cholesterol）與中性脂肪（neutral fats），阻斷毛囊蟲的養分供給。坊間說法認為含有豐富 ω-3 脂肪酸（omega 3）的紫蘇油以及芝麻油，對血管健康好，但油脂容易氧化或變質，因此直接食用紫蘇或芝麻效果會更好。

改吃素食及少量的飲食習慣之必要

我常常聽到這些問題：「掉頭髮是因為缺了什麼養

分嗎？」、「對頭髮好的食物有哪些呢？」、「要補充什麼營養呢？」、「想要生髮到底該怎麼做呢？」

以上這些問題，都有一個共同的答案，那就是「先停止吃東西吧！」

我曾經見過小時候在北韓生活，因為受不了飢餓而逃出北韓的金萬哲先生一家人。逃到南韓來的這一家人，沒有一個人是禿頭。因為長久的飢餓，眼睛凸出、顴骨也非常的明顯，但頭髮卻非常的茂盛。相反地，愛吃油脂多、高價昂貴食物的人，禿頭的比例反而高。因為頭髮並不是因為營養不足才掉髮，而是因為營養過剩。

或許有人會提出質疑，吃太少會沒有力氣。看過動物頻道嗎？像獅子、老虎這樣的猛獸，一天也不會吃三餐。為了抓一隻兔子，老虎一天要跑數十公里。在吃了兔子後，老虎那天就不再吃東西了。可是，老虎看起來沒有力氣嗎？

身處在營養過剩的時代，好像有一股壓力逼迫著我們不停地將食物放進嘴裡。根據歐洲聯盟（EU）的統計，針對歐聯的二十七個會員國進行了肥胖人口調查，第一名的德國，國民中有百分之六十屬於過重、肥胖，第二名則是英國。另外，德國的青少年，每兩名就有一

名過重，且過重的人口每年增加四十萬。這份調查報告中顯示，肥胖成人的年健保醫療費用，比正常體重的人的健保醫療費用多出了百分之三十七。換句話說，肥胖不只多花國家的預算，對自己的健康也非常不好，可說是所有人的「頭號公敵」。

所謂的少量飲食，指的是減少飲食量的百分之三十～四十。這樣一來，我們的身體會處於緊急狀態，但這樣的狀態是有益的，就像是處於「節能模式（saving mode）」。當處在這個狀態時，我們的身體能夠最有效率地活動，因此使老化或生病的細胞沒有辦法繼續維持，引起消滅自身細胞的「細胞凋亡（apoptosis）」現

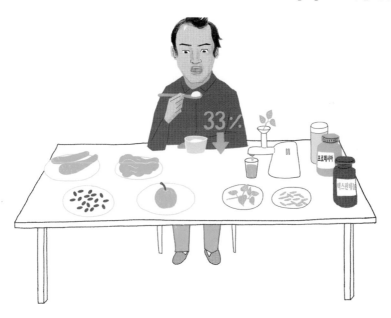

象。這時，稱做「P53」的基因會使老化的細胞、機能不佳的細胞、癌細胞自己消滅，因此 P53 也被稱做抗癌基因。當你將飲食量減少時，身體為了節能，會使像 P53 這樣的基因活性化，將生病的細胞淘汰，只留下健康的細胞。頭髮細胞也是一樣。

當有掉髮現象時，人們總會覺得是不是缺乏了什麼東西。但你只要想想那些沒能好好吃飯的人，卻有茂盛的頭髮，答案就出來了。就像東西吃下肚時，一定會有排泄物一樣，體內也會產生活性氧與脂質過氧化物（lipoperoxide）等的二次代謝物。這些東西本身就是毒素，這些毒素會攻擊頭皮與毛囊，造成毛髮脫落。

為了生髮，我們不能再將更多的東西放入體內，而是應該努力少放點東西進去。就像我們經濟狀況良好時，往往會買一些不必要的東西堆放在家裡一樣，吃太多東西就像在餵養生病的細胞、老化的細胞、癌細胞，讓這些不好的細胞持續成長。先前曾有新聞報導，在韓國每三人中就有一人死於癌症。我們為什麼要吃那麼多東西，讓癌細胞順利地在體內成長呢？

在醫學上已經有許多研究證實，吃得少、身材較瘦的人比較長壽。另外，在某節目中也曾經調查過全球三

千名壽命超過一百歲人的身高與體重，發現他們的平均
體重是四十三‧五公斤，身高則是一百五十六公分。

容易引起掉髮的食品添加物

　　食品中所添加的化學添加物，會破壞人體的平衡，
讓免疫力下降，引起掉髮。為什麼食品添加物會這樣？
是什麼樣的原理造成掉髮？食品添加物中的代表——味
精、山梨糖醇（sorbitol）、增味劑等等，味覺對此最敏
感，會先對這些食品添加物做出反應，因此當加入了食
品添加物的食品中，再加入大量的鹽分與糖分時，味覺
也感覺不出來，容易加入更多的鹽或糖。當這些食品添
加物大量進入血液時，會讓人體進入緊急狀態，胰島素
（Insulin）及糖皮質激素（glucocorticoid）分泌產生劇
烈變化，造成荷爾蒙失衡。這個荷爾蒙會妨礙流往毛囊
的血流，造成新陳代謝低下，並可能引起掉髮。

　　這些食品添加物、加工食品都通過食品安全局的
檢驗，為什麼還對人體有害呢？這是因為我們持續地攝
取各種添加物。就算每天只攝取一點點的食品添加物，
這些東西就像「複利利息」，會在我們體內一點一點地
累積，最後導致慢性病或掉髮。這類的添加物，比砂糖

中毒性更強，會讓腦的飽食中樞變遲鈍，產生一直想吃的衝動。人們沒有辦法喝一公升的糖漿，卻能喝下一公升的可樂正是因為如此。食品添加物容易讓人體營養不均，不只容易肥胖及罹患糖尿病，過量攝取時，還會讓免疫系統失調，頭皮血液循環不良。

我們平均每天吃下八十多種的食品添加物，一天約攝取十一公克，一年下來我們等於是將四公斤的化工藥物吃進身體裡。如果不改善這樣的情況，十五年下來，吃進去的化工藥物就跟一般成年男子的體重相當。

因此，我們不能被食品標示上所標示的添加物含量給騙了。業者會在食品包裝上寫添加物含量未超過一天的安全攝取範圍，但是人類不是只活一天的生物。如果你是食品業者，你會讓你捧在手心的孩子，每天都吃這些含有毒性的東西嗎？這種對人體有害的東西，卻制訂了所謂的安全攝取量，從這就可以看出，我們的社會將商業做為優先考量，對食品安全有多麼的不重視。

這類對人體有害的食品添加物，到底是為了誰、又為什麼要製造出來呢？使用食品添加物的目的，是為了讓食物味道更好，或是有防腐的作用，防止食物腐壞。也可以說是為了不讓消費者退貨，為了食品業者的方便所製造出來的。

那我們的對策呢？第一，以五穀類及蔬菜為主的飲食是最重要的。比起白米跟雜糧，吃糙米更好，吃蔬菜也比吃水果更好。雖然水果也含有豐富的礦物質與維生素，但如果只能選擇其中一樣時，吃蔬菜的效果比水果更好，因為蔬菜中有豐富的輔酵素（coenzyme）以及纖維質，熱量也較低，相較之下整體的優點較多。

　　第二，要減少化學調味料、釀造醬油、各種醬料、番茄醬等的攝取量。這裡所提到的調味料也包括了味精、山梨糖醇、增味劑、合成香料、合成色素、防腐劑、酸度調節劑及鈉。

　　第三，韓國人最愛吃的泡麵，要少吃。光是泡麵裡的調味包一包，就已接近一天的鈉攝取量，除此之外還有各種的添加物。

　　第四，要避免吃像甜不辣、熱狗這類的冷凍食品或是經高溫油炸的食品。這類的產品，不只含有大量的酸度調節劑、增味劑、味精，為了防止冷凍菌滋生，還會添加各種防腐劑、殺菌劑，甚至還有經過放射線處理的。漢堡與披薩也是一樣，都要少吃。

　　第五，小孩子愛吃的密封包裝餅乾與麵包也不好。這些食品裡頭含有容易造成肥胖與動脈硬化的反式脂肪（Trans fats），還有許許多多的添加物、色素、增味劑。

比輻射更可怕的東西

因為日本地震，讓所有人對輻射的擔心與關注突然爆增。有些患者甚至擔心，處於這樣的環境下，會不會導致掉髮。但是有比輻射更可怕的東西，那就是重金屬。像是水銀、鉛、鎘、鋁等，只要超過標準值，就會直接影響毛囊細胞。重金屬本身就是帶有毒性的細胞，因此會使粒線體（Mitochondria）或 DNA 受損。

最近相關單位找來首爾地區的一百五十五位小學生，做了重金屬檢測。調查對象中的百分之七十二‧二，竟出現鋁數值超過標準值，比水銀及鉛的比例要多上許多。一開始，以為是因為首爾地區的大氣污染。但是當以大氣污染較少的鄉下地區孩童為檢測對象時，發現超過標準值的比例比首爾地區更高。這代表重金屬中毒原因並非大氣污染，答案在我們每天所吃進的食物之中。現在的鄉下也收到西方飲食文化的影響，吃許多的肉類及速食，因此與首爾地區的重金屬汙染度相差無幾。接著，相關單位再找來首爾地區以糙米及蔬菜為主食的高中生做重金屬檢測，發現他們的重金屬數值超過標準值的比例，遠低於前兩組。鄉下地區的小學生中，鋁數值超過標準的比例達到百分之七十五‧八，而以糙米及蔬菜為主食的首爾高中生，鋁數值超過標準的比例

不過百分之八；農村地區的小學生，水銀數值超過標準的比例為百分之二十二‧六，首爾高中生則為百分之二。

　　這份調查結果，除了告訴我們，糙米及蔬菜類中包含較少的重金屬外，也讓我們知道，糙米及蔬菜中含有的成分植物酸（phytic acid）以及豐富的纖維質，能讓重金屬排出體外。糙米中含有的大量植物酸，不只能讓重金屬排出體外，還能減少肝內膽固醇濃縮與脂肪酸合成，抑制肝的蘋果酸酶（malic enzyme）作用，減少癌細胞的分化與繁殖。

　　所有食物中，能夠幫助排出重金屬，比較不會產生老廢物質，又均衡地包含三大營養素──碳水化合物、脂肪、蛋白質的東西，正是糙米。糙米是世界上能吃的東西中，營養最均衡的。因此，如果將含有抗 DHT 成分──鋅與銅的小米、高粱與糙米混合，每口咬一百五十次以上，細嚼慢嚥，對預防掉髮有很大的幫助。綠茶與高粱也是擁有抗 DHT 效果的食品。養成習慣，吃完糙米及小米飯後，來杯綠茶，就能讓你維持茂盛的頭髮。

和尚們皮膚光滑緊緻的原因

　　以五穀、蔬菜、堅果類為主食的和尚們，皮膚光滑

緊緻的原因，是他們體內的酵素持續地供給，儲藏了許多未使用的酵素在體內的緣故。想要預防掉髮、促進生髮，同時擁有好皮膚的話，答案就在魚腥草、紫蘇葉、綠茶葉這類的酵素食品以及糙米、水果、蔬菜、堅果類之中。

分辨食物對我們的身體好不好的方法如下。人類在地球上已存活約兩百五十萬年。但是速食是在最近五十年才誕生的。存活兩百五十萬年的人類的身體，是不會在五十年間突然有改變的。人類從很久以前就開始吃自然食物，且數百萬年來沒有改變，但在最近這幾十年來，飲食上卻有大幅的改變。站在人類身體的角度來看，就等於是突然往身體裡放進了大量的化學物質，而且還是不好的化學物質，我們身體裡的細胞當然無法適應，漸漸出現越來越多以前沒有的疾病，像是掉髮，癌症、高血壓、糖尿病等代謝型的疾病。因為攝取加工食品造成人體內的不良反應，嚴重程度不亞於輸入血型不符的血液後產生的排斥反應。

簡單來說，對身體最好、對頭皮最好的食物，就是自然的食物。保留食物原本的模樣與味道，不要經過太多的烹調最好。加工越多的食物對人體越有害，這就是挑選食物好壞的基準。雖然我們生活在文明社會，但飲

食盡可能接近原始時代更好，並不是只要均衡地每樣東西都吃就能生髮，反而可能帶來反效果。這就是為什麼西洋人掉髮的比例較高的原因所在。

嚴格來講，韓式料理也並非是自然食物，算是加工過的食物。韓國的傳統飲食，基本上都經過炒、燉、油炸或是鹽漬的烹調過程。在高溫以及油炸之後，食材本來的成分會被改變，變成異構體。所謂的異構體，意指雖然很相像但組成完全不同的東西。我們每天吃的米飯或是五穀雜糧，嚴格來說，因為經過除掉外殼及胚芽的動作，也算是加工食品。五穀類的營養素百分之九十五以上存在於外殼與胚芽之中，但米或五穀經過了多次的搗米後，外殼與胚芽大都消失了。為什麼少吃東西比較好呢？

讓我舉例給你聽。假設有兩台性能完全相同，出廠時間也相同的汽車，一台是只有上下班時使用的交通車，一台則是整天在外跑的計程車。在第一年，兩台車的性能不會有太大的差別，但三年後呢？使用時間更多的計程車，一定比較容易壞。

人體由七十兆個的細胞所組成，與汽車的結構有些類似。每個細胞中有產生能量的引擎，也就是細胞內的小器官──粒線體。在粒線體中，利用血液供給的養分

與氧氣得到能量（ATP），排出二氧化碳。這時有可能會因為不完全燃燒，導致過氧化。在產生能量的過程中，必然會產生過多的活性氧、過氧化物質以及各種有害物質。這些有害物質可能會讓毛囊細胞提早老化，或是導致異變。這就是吃太多東西導致掉髮的原理。食品燃料品質越差，有害物質就會越多。要給我們多達七十兆的細胞（汽車）良好燃料，才能延長細胞的壽命（汽車壽命），這就是手動式的生髮方法，這本書中提及的有助於毛髮生長的三合一酵素療法，不只在頭髮上，在其他的細胞也適用。就像最高級的汽油比起一般汽油、柴油，辛烷值較高、排出的廢氣較少，因此能夠延長引擎壽命。透過三合一酵素療法達到預防掉髮的效果，其中的原理是一樣的。

雖然毛髮的組成為蛋白質，但並不代表多多攝取蛋白質類的肉類、海鮮、雞蛋、牛奶等對毛髮生長有幫助。如果你到現在還認為，掉髮是因為蛋白質不足，請你到 FDA 的官方網站看看吧！根據 FDA 所述，體重六十公斤的人，一天所需的蛋白質量是四十八公克。超過這個數量，蛋白質對身體不會有幫助，只會變成老廢物，還容易讓血液變酸。但如果一天三餐都吃糙米飯，

就已經攝取了約三十七公克的蛋白質，加上蔬菜、水果、堅果類中也含有蛋白質。

負責毛囊細胞的呼吸與能量代謝的粒線體，使用良好的碳水化合物做為燃料，而非蛋白質。毛囊代謝最重要的東西是碳水化合物與胺基酸，但這兩樣東西如果沒有酵素與輔酵素的幫忙，也沒有辦法進行促進毛髮生長的代謝活動。尤其是輔酵素中鋅、銅、水溶性維生素、礦物質等，在毛髮分化與成長過程中是必要的。能夠充分供給酵素代謝及輔酵素，使頭髮生長的東西，正是三合一酵素複合物。

因此不是無條件地吃就好，而是要選擇能夠成為毛髮生長原料的食物。另外，還必須知道哪些食物是對生髮有幫助的，怎麼樣吃才最有效果。對生髮最有幫助的食物，是我在這本書中所一再提到，自己也能製作完成，以魚腥草、紫蘇葉、綠茶葉發酵後製成的三合一酵素複合物。每天空腹時，早晚喝一百毫升。而做成塗抹液的三合一酵素複合物酒精濃縮液，則是早晚洗頭後，均勻地塗抹在掉髮的部位，輕輕地按摩即可。

有助於預防掉髮的酵素食品，以及吃法如下。第一，蔬菜最好先汆燙五分鐘後，用果汁機打碎後再吃。這是因為即使我們再努力地咀嚼，也沒辦法完全分解蔬

菜堅硬的纖維質，重要的營養素與酵素不容易被身體吸收。

第二，吃蘿蔔時，最好打成泥。酵素食品最發達的日本，同時也是以長壽聞名的國家，他們在吃蕎麥麵或是烤魚時，總會加入蘿蔔泥一起吃。蘿蔔中含有豐富的澱粉酶（amylase）及各種酵素，能夠幫助消化與吸收，還有一點刺激的天然硫磺成分，有強烈的殺菌作用。

第三，番茄在經過蒸、煮、烤後，番茄紅素（lycopene）、β胡蘿蔔素（beta carotene）、維生素 A 等脂溶性維生素，更容易被吸收。如果再加入植物性油（葡萄籽油或芥花籽油）一起吃，吸收效果最佳。

第四，生吃洋蔥及大蒜，其中所含的脂溶性成分不易被吸收，吸收率不到百分之二十。為了提高脂溶性成分的吸收率，最好跟植物油一起食用。但我不建議使用食用油，因為豆類在加工的過程中，經過太多人為的程序。另外，洋蔥與大蒜在切碎的過程中，會讓蒜酶（alliinase）這類纖維素中的酵素活性化，所以切碎來吃更好。

免疫力下降就會掉髮

免疫力會決定掉髮與否。因此，想要促進生髮，免疫力是很重要的關鍵。想要免疫力增強，就要讓胰島素分泌維持一定。這是因為，胰島素負責調節花生四烯酸（arachidonic acid），而花生四烯酸與睪酮素的生成及調節相關。只要一吃甜食或速食食品，血糖就會突然升高，血糖上升就會馬上導致胰島素分泌增加。常吃甜食、餅乾、速食食品，胰臟中的胰島素就會一次大量分泌，這樣的現象反覆發生，會損害胰臟，且胰島素增加也會造成處於競爭狀態的代謝酵素分泌減少。如此一來，血糖上升時沒辦法適當地做出反應，腦下垂體荷爾蒙也會不均衡。荷爾蒙一旦不均衡，影響的範圍是全身，酵素變少，毛囊細胞的活性下降，掉髮現象隨之而來。

其實要解決這樣的問題非常簡單。只要避免吃過甜、過油、過鹹的食物還有速食食品，多吃能增進免疫力、血糖指數低的糙米、地瓜、高麗菜、堅果類。細嚼慢嚥可以讓吸收率提高，血清素分泌增加，使頭皮免疫力變好，促進生髮。記得，盡可能地細嚼慢嚥！

最理想的營養素比率？

人們往往不是依照身體需要什麼來選擇食物，而是依照嘴巴想吃什麼來選擇。肉、海鮮、雞蛋、牛奶並不是高蛋白食品而是過高蛋白食品。出生後到滿週歲這一年的時間，體重會增加三倍，這段時間，孩子所吃的母乳，按照卡路里比率計算，母乳中含有百分之七的蛋白質。照理來說，過了這段時間後，蛋白質的攝取比率即使低於百分之七，也不會對成長造成任何影響。大部分的五穀雜糧中，以卡路里比率來計算，含有百分之八～十九的蛋白質，因此只要攝取五穀雜糧，就不會缺乏蛋白質[1]。

根據過去四十八年的統計結果所算出的韓國各職業平均壽命，吃素的和尚，平均壽命為八十二歲；攝取許多肉類的體育選手平均年齡為六十七歲，相差了十五歲。不吃肉類的和尚，使用醫院的比率最低，平均壽命最長，他們的飲食中沒有牛奶或小魚乾，但他們得骨質疏鬆症的比例非常低，且體力與運動能力還非常的好。還曾經有報導指出，和尚的腦波最穩定，記憶力以及背誦能力最好。到底和尚們能夠如此健康長壽的祕訣是

---

1 參考《高血壓，賭上生命偏食》（MBC Special 製作團隊，收集本，二〇一〇）。

什麼呢？正確答案是以碳水化合物及蔬菜為主的簡樸飲食，這就是身體的原理。一般來說，碳水化合物、蛋白質、脂肪的攝取比率約為四十：三十：三十，但為了預防掉髮及身體健康，我建議三者的比率為八十：十五：五。

掉髮治療飲食菜單等同於減肥菜單

　　為了生髮而調整飲食，不只能預防掉髮，還可達到減肥效果，因為是將飲食量減少，並改以吃蔬菜為主食。另外，在減肥的時候，人們往往喜歡選擇不吃這種方法。但是通常會胖，並非因為吃很多東西，而是因為吃了很容易吸收的東西。用來衡量這類食物對血糖量的影響指數，稱為升糖指數（GI，glucose index，用於衡量糖類對血糖量的影響）。我舉糙米與白米的例子來看。如果只從卡路里來看，糙米的卡路里比白米高，但糙米吸收較慢，因此吃相同的量時，吃糙米反而比吃白米來的不容易胖。白米或是麵粉製的食物，因為吸收快，所以相對來說比較容易胖。

　　馬上消化、馬上吸收的時候，我們體內會產生胰島素。胰島素是代表性的壓力荷爾蒙，會引起低血糖，

讓身體進入緊急狀態，與類固醇荷爾蒙一起作用，促使脂肪堆積，就容易造成肥胖。另外，如果胰島素過度分泌，會讓男性荷爾蒙調節出問題，就會引起掉髮。相反地，吸收較慢的食物，像是糙米或地瓜就不會如此。即使都是碳水化合物，在身體裡卻會造成不一樣的效果。根據人體實驗的結果，肥胖的人三餐改吃糙米後，三個月到六個月的時間可減去腹部脂肪約三公斤，體重平均可減五公斤以上。

能夠在短時間內達到體重減輕的效果，並不是因為卡路里，而是荷爾蒙。因為當你吃升糖指數較低的食物時，胰島素就會分泌較少，與卡路里無關。如果吃像糙米或是地瓜這類的低血糖食物，血糖就不會增加。一旦血糖不增加，胰島素就沒有多分泌的必要，另外，糙米中所含有的豐富酵素與輔酵素對生髮有幫助，豐富的纖維質可以淨化體內，排除毒素，讓身體更健康。

水為什麼能促進生髮

埋了種子後，如果不澆水會發芽嗎？我們的身體，在每一瞬間都是需要水的。吃下去的東西經過消化，以汗水及尿液的型式將身體內的老廢物質及毒素排出身

體。如果水分不足，體內的老廢物質及毒素就無法順利排出體外，持續累積在體內，容易造成慢性疲勞，甚至是細胞提早老化、死亡。毛囊細胞的情況相同。假設你一天需要使用五萬韓圜，當你外出時，錢包內一定要先有五萬韓圜才行。回到家後，錢包空了，那明天需要放多少錢呢？一樣是五萬韓圜。

參考這個例子，要計算你一天所需的水量，去算算你的身體一天用多少的水就可以知道了。第一，肺因呼吸作用以水蒸氣排出的量約為六百毫升。第二，從皮膚的汗腺排出的量約五百毫升。第三，大小便排出的水量約為一千四百毫升。合計人一天約排出兩千五百毫升的水。假設每天經由食物所攝取的水量達到五百毫升，人每天至少還需要喝約兩千毫升的水才足夠。

我們身體的百分之七十是水。如果你的體重是六十公斤，那身體裡頭就有四十二公斤是水。因此，體內的水分即使只有不足百分之十，就已相當於四點二公斤的水量。慢性的脫水會導致掉髮、皺紋、慢性疲勞、肥胖以及便祕。頭髮是人體中成長速度最快的組織，因此水分對頭髮來說非常的重要。皺紋會產生，也是因為臉上的皮膚缺水。即使你做了再多去除皺紋的手術，像是施打肉毒桿菌（Botox）、雷射，只要你體內的水分不足，

那就一點用處也沒有。便祕也一樣，如果吃便祕藥，只會讓你的腸子白白受苦，還會因為便祕藥讓原本正常的腸子出問題。便祕基本上是因為沒有水分，大便變得乾硬。因此多喝水、多吃含有豐富水分的海藻類或蔬菜都會有幫助。

另外，水分不足也會造成肥胖。身體只要缺水百分之二，就算是慢性脫水，此時會感覺不到口渴，反而會將口渴的感覺誤會成飢餓感，吃進更多的東西，讓腦進入緊急狀態，分泌更多的壓力荷爾蒙。壓力荷爾蒙代表之一的糖皮質激素，當身體缺水時，就會認為身體進入了緊急狀態，努力累積預備食糧——腹部脂肪。

因此，水可說是萬物的解毒劑。舉例來說，氰化鉀（potassium cyanide）只要吃進一公克就會立刻死亡。但是如果將一公克的氰化鉀以十公升的水稀釋後喝下，卻不會死亡。這就是水的神祕解毒作用。水能解酒也是一樣的道理，喝酒時如果多喝水，相對來說解酒的速度就會加快。水在我們身體的各個角落把關，照顧著我們的健康。

說了這麼多，為了掉髮治療，該怎麼喝水呢？如果喝含有咖啡因的咖啡或是碳酸飲料，會產生利尿的反應，反而讓水分流失。那傳統茶、運動飲料或牛奶呢？

一樣不好。因為這些東西裡往往含有許多添加物，像是鈉、酸性物質，熱量又高。有些人覺得多喝湯就算是攝取水分，但其實湯裡還有許多的鹽分，反而會妨礙水分吸收。

到底什麼樣的水最好呢？答案是「冷開水」。雖然市面上有許多號稱有特殊機能性的水，但實際上幾乎沒有一種是經過認證有效果的。有許多人會將水煮沸後再喝，但水在經過加熱後氧氣會消失，水中的結晶體也會改變，水原有的機能會喪失。因此不需要另外再將水煮沸，直接喝開水最好。

什麼時候喝水最好呢？有些人在一早起床會喝一大杯的水。經過整晚的呼吸以及流汗，水分流失了許多，一早的確是最需要水的時候。但是如果突然快速地喝水，可能會脹氣，或是讓血液中的離子濃度突然變得太稀，所以要慢慢喝。

睡覺前喝一杯水，可以在睡覺時供應皮膚水分，預防皮膚老化，幫助血液循環，達到防止掉髮的效果。上了年紀的老人或是患有慢性疾病的人，對於口渴的感覺變遲鈍，感覺不到口渴便不常喝水。這樣會讓血液變濃稠、混濁，血液循環出現問題，導致慢性疾病病情可能加重。

那要怎麼知道身體缺不缺水呢？尿液顏色不明亮、看起來混濁、呈現淡黃色有泡泡的話，就代表尿液被濃縮了，就算沒有感覺口渴也要立即喝水。如果常常喝水但尿液顏色一樣黯淡，就要擔心可能新陳代謝出了問題，或是罹患了糖尿病、代謝型疾病。是不是個很簡單又方便的自我診斷方法呢？

可在家裡製作的
生髮食譜（Passive Trichogenesis）

毛髮生長燉飯（risotto）

　　毛囊恢復及毛髮生長，需要毛髮生長因子（hair growth factor）、損傷修復因子（wound healing factor）以及抗 DHT 酵素這三樣東西，各種酵素與輔酵素、鋅、銅、硒等之中含有這些因子，能夠保護並修護毛囊及毛髮。下面我所列出的食材，能夠充分地滿足以上所述的條件。

材料

　　糙米百分之八十，小米百分之五，黑豆百分之五，米糠百分之五，堅果類百分之五

製作方法

1. 在開始製作前，所有的穀類都要先浸泡一小時以上。

2. 將所有材料一次放進厚底的鍋中，均勻攪拌。

3. 放入與材料相當的水。以小火接近中火加熱三十～四

十分鐘，不時以湯勺攪拌。

4. 材料約七分熟時，關掉火蓋上蓋子悶十分鐘。

5. 滾燙的水會破壞重要的酵素，因此要注意盡量不要使水沸騰。

6. 悶好後完成的食物，就是對生髮最好的燉飯，要細嚼慢嚥，慢慢地吃。

吃法

不需要另外準備其他菜餚。一口最好咀嚼超過兩百下，慢慢地吃。可以一邊看書、看報紙、看電視、玩電腦，時間會過得比較快。一口咬兩百下或許聽起來有些誇張，但是這類的酵素食品，在咀嚼的過程中能讓酵素活性化，且能與口水中所含有的三十多種酵素產生增效作用，發揮更強的效果。所以請努力地嚼吧！

毛髮生長果汁

材料

· 材料一：紅蘿蔔半個，牛蒡四分之一根

· 材料二：蘋果半個或香蕉半根，水兩百毫升，蘿蔔泥三十克

製作方法

1. 將材料一放入滾水中汆燙五分鐘後取出。這個步驟可

讓脂溶性維生素及 β 胡蘿蔔素、番茄紅素等活性化。

2. 將煮好的材料一與材料二放入果汁機打成汁。這時，堅硬的皮中所包含的各種營養素會釋放出來，纖維質被分離，酵素活性化。

吃法

以兩百毫升為單位，不要一次全部喝下，慢慢地邊咀嚼邊喝。可以像吃毛髮生長燉飯時一樣，一邊做其他事情。方便的話，可以先準備好蘿蔔泥。把三十克的蘿蔔泥與果汁一起喝，可以讓酵素作用更強烈。蘿蔔中含有澱粉醣化酵素（Diastase）與澱粉酶（amylase）等各種微量元素及硫磺成分，不只能利尿、促進酵素代謝，還有天然抗菌、抗生作用。

如果搭配一瓣的蒜頭效果又會更好。蒜頭中所含有的酵素蒜酶，可以將蒜氨酸（alliin）變成大蒜素（allicin），而大蒜素是有抗氧化作用的植物殺菌素（phytoncide），能夠抗菌、抗真菌，起到預防脂漏性掉髮的作用。搗碎大蒜時會產生的辣味與大蒜特有的香氣，是因為包含大蒜素在內的含硫化合物。另外，大蒜所含有的無機物質中，特別是硒，具有抗氧化的作用，對防止掉髮很有幫助。

做為參考，材料一汆燙後剩下來的水，含有許多對

身體有益的微生物及乳酸菌，放在冰箱中約兩小時後，在空腹時慢慢地喝，這也是促進生髮的果汁。但一定要記得放在冰箱，且在一天內喝完。

Tip

有助於生髮的蔬菜與水果吃法

因為人家說蔬菜、水果很好，就隨便吃的話，不會有什麼特別的作用。完全不了解人體消化與吸收原理，吃下去的好東西也等於是浪費。並不是所有的蔬菜，都適合生吃，因為生吃不容易消化、吸收。像紅蘿蔔或是番茄，如果生吃的話被人體吸收的比率不到百分之三十，百分之七十會隨著大便排出，結果等同於只攝取了水分。這是因為蔬菜營養素的百分之九十以上，都藏在堅硬的纖維質的緣故。如果生吃含有脂溶性維生素、礦物質、酵素等蔬菜、水果時，吸收率會大幅下降，因此蔬菜要稍微汆燙後再吃，水果則最好連皮放入果汁機打成汁。尤其是番茄、洋蔥、大蒜等，稍微加熱或是以植物油一起食用，吸收率可提升三倍。這就是為什麼義大利人要將番茄與橄欖油一起以中火料理的原因。

另外，像蘿蔔這類的蔬菜以及水果中所含有的酵素，可以將蛋白質及碳水化合物這類巨大的分子，分解成容易消化、吸收的醣及胺基酸。就結論來說，可以讓人體內的消化器官不須特別耗費力氣去消化吃進去的食物，這樣一來，可節約體內的酵素，胃腸功能、胰臟功能、肝功能都會更好。蔬菜水果中對身體有益的微生物及乳酸菌，還可抑制腸內的腐敗菌，從根本上去除人體內的毒素。

讓髮根強韌、頭髮充滿光澤的堅果類果汁

對掉髮患者來說，除了掉髮外，還有一項很大的問題。那就是頭髮變細，塌陷而沒有光澤。這時使用堅果類是很適合的。但並不是隨便吃就會有效果。由堅硬的凝結油脂組成的堅果類，吸收率比不上蔬菜或是穀類。但還是有辦法的，利用化學反應之氫鍵就可輕易讓吸收率提高。

材料

核桃一個，杏仁一大匙，何首烏粉末一大匙，米糠一小匙，香蕉一根，發酵醋一小匙

製作方法

將所有材料放入果汁機中，加入一百毫升的水打成果汁。

吃法

不要一口氣喝下去，慢慢地一口一口細嚼慢嚥，最好咬兩百下以上。咀嚼的次數越多，吸收率越高。何首烏是中醫最具代表性的抗 DHT 食品，可防止掉髮。但堅果類中，花生或是葵花子因含有過多的 ω-6 脂肪酸，不宜常吃。

用魚腥草、紫蘇葉、綠茶葉
所製成的三合一酵素複合物

魚腥草、紫蘇葉、綠茶葉的功效

　　過去十五年來，我使用較容易取得的魚腥草、紫蘇葉、綠茶葉這三種藥草進行發酵、熟成。另外還嘗試使用食用酒精進行二次發酵，並試用。發現在使用後，掉髮現象不再惡化，並漸漸好轉。一邊使用三合一酵素複合物，一邊配合使用敏諾西代，可減緩敏諾西代的副作用，還可達到增效作用。而且這些藥草價格低廉，取得容易，數千年來人類栽種食用，安全上也沒有疑慮，是功效非常卓越的民間藥材。

　　但是不論是多好的藥材，也要正確的使用才能發揮效果。一起來看看，耗費了長時間，參考經無數人體實驗而得的數據所製成的三合一酵素複合物，要怎麼使用才能防止掉髮，促進生髮。

魚腥草

　　魚腥草有強力的抗發炎及抗菌效果。根據人體實驗結果，它對酵母菌及黴菌的抑制效力極強，在治療脂漏性掉髮上有卓越的效果。

　　魚腥草對頭皮疾病特別有效果，是因為它對抑制葡萄球菌及黴菌效果很強的緣故。大部分的發炎型皮膚病與葡萄球菌有關係。葡萄球菌會產生讓讓血液凝固的酵素，妨礙白血球的食菌作用，使發炎部位情況更加惡化。

　　但魚腥草中的魚腥草素（decanoyl acetaldehyde），抑制葡萄球菌的效力很強，因此對治療頭皮的細菌型皮膚病很有效果，對於治療黴菌這類的絲狀菌也有一定的效果。脂漏性掉髮主要是因為酵母菌之一的馬拉色氏黴菌及葡萄球菌所造成的，魚腥草中的魚腥草素可抑制這兩種菌類。

　　一般來說，長期使用抗生素會產生耐性菌，讓治療變得更加困難。但食用魚腥草或是外用，則不會出現耐性菌。這是魚腥草的魚腥草素特性。魚腥草治療脂漏性頭皮炎造成的掉髮，效果比抗生素療法還好，且復發率低，非常值得推薦給掉髮患者。

魚腥草有強大的殺菌、解毒效果，因此在栽種區域半徑三十公尺以內，昆蟲或害蟲都不會靠近，是一種沒有公害的藥草。魚腥草不管是食用或是拿來塗抹都很有用，在傳統民間療法中，它是可用來治療三百多種的內、外科疾病的藥草。在日本，魚腥草也以解毒聞名，被當作是家庭常備藥品。

　　魚腥草的主要成分之槲皮素（quercetin）──槲皮苷（quercitrin），可讓毛細血管擴張，使頭皮血液循環順暢，除此之外還有抗發炎、抗菌的效果，是天然的抗生素，在治療頭皮炎上非常有效。槲皮苷成分可以讓毛細血管擴張，血液變得清澈，皮膚組織變得健康，發炎的情況自然就消失了。我給有脂漏性掉髮困擾的病患，以魚腥草為基礎的三合一酵素複合物治療，經過了幾年，掉髮情況獲得改善，頭皮搔癢、過敏紅斑、毛囊炎的症狀也痊癒了。使用敏諾西代容易產生的副作用──頭皮搔癢以及頭皮過角化現象，也在使用敏諾西代──三合一酵素複合物治療後，得到了顯著的改善。

紫蘇葉

　　紫蘇葉是除了礦物質，還含有大量維生素 B1、維生素 B2、維生素 B6、維生素 C、維生素 E、維生素

K、菸鹼酸（niacin）的藥草。除此之外，它還含有能夠分解膽固醇 α- 亞麻油酸（α-Linolenic Acid），豐富的鈣、鉀、鐵、鎂、鋅等，人體所需的輔酵素成分幾乎都包了。

紫蘇葉中所含有的紫蘇醛（perillaldehyde）、檸烯（limonene）、蒎烯（pinene）中，紫蘇醛有很強的抗菌作用及天然防腐劑功能。除了有殺菌、抗發炎、防腐作用外，還有助於將不正常的免疫系統恢復正常，在治療脂漏性掉髮及發炎型掉髮上效果顯著。

另外，紫蘇葉中所含有的豐富 β- 胡蘿蔔素在體內會轉換成維生素 A，可保護黏膜與皮膚，抗氧化作用也可防止細胞老化。植物化學成分還可同時達到活化毛囊細胞、防止毛囊細胞老化的效果，搭配使用殺菌力強的魚腥草，是對付細菌、黴菌產生的脂漏性掉髮，以及雄性禿的最好方法。

綠茶葉

綠茶葉中含有多酚（polyphenol），與魚腥草、紫蘇葉搭配，是最理想的抗氧化、抗發炎、抗 DHT 的三合一組合。多酚為強力的抗氧化物質，是兒茶素（catechin）、黃酮醇（flavonol）、單寧酸（tannins）等

的成分。綠茶葉中主要成分為兒茶素類，兒茶素類中，酯型兒茶素 EGCg 佔了百分之五十以上。酯型兒茶素 EGCg 在體內進行重要的解毒與殺菌作用之外，還可抑制誘發癌症物質、抗氧化、增強免疫力。

除了上述成分外，綠茶葉中還含有豐富的水溶性的維生素 B、維生素 C、維生素 P 及脂溶性的維生素 E、維生素 K、β 胡蘿蔔素等，維生素 C 與維生素 E（α-Tocopherol）擁有強力的抗氧化作用，抑制脂質過氧化物生成、活性氧，可防止頭皮毛囊細胞老化。

綠茶葉中所含有的鋅、銅、硒等，是使毛髮生長的必要抗 DHT 成分，也是細胞再生不可或缺的成分。因此將綠茶葉與魚腥草、紫蘇葉組合使用，可達到良好的預防掉髮及促進生髮效果。但是單純食用的話，吸收的效果不佳，理所當然預防掉髮的效果不彰。因此為了提升效果，必須將綠茶葉與魚腥草、紫蘇葉一起，以酒精發酵，製成三合一酵素複合物。

由二十種以上的氨基酸所組成的綠茶葉，其中的茶胺酸（theanine）是抑制人體內咖啡因活性的重要成分。除此之外，穀氨醯胺（glutamine）、精胺酸（arginine）、天門冬胺酸（aspartic acid）可起到保護肝功能的作用，葉綠素與類胡蘿蔔素（carotenoids）等則含有決定色素

的成分，有助於抗毛囊細胞氧化。

三合一酵素複合物

塗抹用三合一酵素複合物

1. 先準備好魚腥草（新鮮的葉子較好）、紫蘇葉（乾燥後的也可以）、綠茶葉（乾燥後的較好）。三樣藥草的比例為新鮮魚腥草兩百克、乾燥紫蘇葉三十克、乾燥綠茶葉三十克，全部切細。

2. 將切細的魚腥草、紫蘇葉、綠茶葉與一‧五公升的三十度蒸餾酒混合。使用比一般大家飲用的燒酒度數稍高，約三十度的酒精較方便。

3. 放在容器當中，將容器放置在蔭涼的地方三個月，使其發酵。不需要特別使用發酵容器。當你使用錯誤時，發酵容器反而可能會因不必要的空氣循環，讓發酵失敗。就我自己的經驗，將所有材料放入玻璃瓶或是塑膠瓶中，以軟木塞密封即可。如果沒有軟木塞也可使用普通蓋子。另外，也可以將材料放入木酒桶（中古的更好）發酵，各種的微生物以及單寧酸可讓發酵作用更強。但這個方法最好由十分了解發酵的有

經驗者進行。

4. 三個月後，將發酵完的液體過濾，當做頭皮塗抹液使用。最好在洗完頭後，均勻塗抹於掉髮部位並輕輕地按摩，這時三合一酵素複合物的皮脂分解效果、抗DHT、抗發炎、抗氧化作用生效，抑制DHT，阻止毛囊蟲及黴菌繁殖，達到預防掉髮及促進生髮的強力效果。

5. 將三合一酵素複合物發酵液放進冰箱，以攝氏四度冷藏，隨著時間過去，會產生二次低溫發酵，使效果更佳。

6. 發酵時容器一定要蓋起來。要使用發酵液時，取出適當量後再蓋上。

食用三合一酵素複合物

1. 乾燥魚腥草、乾燥紫蘇葉、乾燥綠茶葉以五：一：二的比率，準備約一百公克。做為參考，紫蘇葉的功效很強，因此只需要放入一些就會有效果。

2. 將一點五公升的生水倒入，蓋上蓋子後常溫放置約一小時。

3. 將蓋子打開，以小火慢慢地熬約一小時，製成濃縮液。

4. 冷卻放涼後過濾，飲用時速度要慢。剩下的放進冰箱保存，空腹時慢慢地喝效果最好。

5. 將製好的濃縮液一‧五公升中放入一百五十公克的梅子，在室溫下放約十五天，會產生對身體有益的微生物及大量的乳酸菌。吃完梅子後，再加入三十公克的蘿蔔泥攪拌均勻喝下，效果更佳。

6. 每天早晚服用三合一酵素複合物，並持續使用，其中的抗 DHT、抗發炎、抗氧化作用能最有效率地發揮效果，達到預防掉髮及促進生髮的目地。

抗 DHT 茶做法

1. 準備乾燥魚腥草、乾燥紫蘇葉、乾燥綠茶葉，比例為六：二：二。

2. 以中火熬煮約一小時即可，要注意絕不能讓水到沸騰的程度。可以的話，最好使用煎藥壺，但如果沒有，選底較厚的鍋子即可。

3. 因為它有抗氧化、抗發炎、抗 DHT 的效果，不要放棄，持續地飲用吧！

選擇使用正確的
掉髮治療劑

菲那雄胺

　　最廣為人知的掉髮治療劑——菲那雄胺系列之柔沛，經過人體實驗，掉髮初、中期的患者在使用後，百分之五十～七十的患者掉髮情形獲得改善。當服用時間達十二個月以上時，百分之八十的掉髮患者掉髮現象停止，百分之七十的患者長出新生毛髮。但是當服用期時間超過十八個月後，掉髮現象就不會有太大改變，新生毛髮長出的頻率也會下降。在使用十八個月過後停止用藥，經過三個月後觀察到患者的頭髮有變細的趨勢，掉髮現象再次開始。停止用藥六個月後，百分之七十的患者髮量減少，但是即使髮量減少，掉髮的情形還是比服用柔沛前好。柔沛的製劑菲那雄胺，雖然效果具有時效性，大約在十八個月時達到高峰，但它是最安全、效果

最好的掉髮治療劑。

　　為了改善菲那雄胺，我開始投入研究使它效果更好的方法。我將實驗分成兩組，一組為「單獨使用菲那雄胺」組，另一組為「同時使用菲那雄胺與三合一酵素療法」組，進行比較。「同時使用菲那雄胺與三合一酵素療法」組的初、中期患者，由原本單獨使用菲那雄胺時可獲得改善，百分之五十～七十，提升至百分之八十～九十五。服用藥物十八個月後停藥，原本百分之六十五～七十的患者有重新開始掉髮的現象，數據也降至百分之三十～三十五，改變十分顯著。尤其針對雄性禿及脂漏性掉髮患者，更可達到增效作用。柔沛一天只需一毫克，這是最安全，也最能充分發揮效果的量。

　　有許多人會誤以為這最棒的掉髮治療劑柔沛是荷爾蒙劑或抗生劑。柔沛是用來抑制 5α 還原酶的「酵素抑制劑」。

敏諾西代－右泛醇－維生素 A 酸複合製劑

　　敏諾西代原本是粉末狀的製劑，因此將它與乙醇（ethanol）、甘油（glycerin）或丙二醇（propylene glycol）混合後製成藥品販賣。各大藥廠都有製造販

賣，造福了許多的初、中期掉髮患者。不需要服藥，只要塗抹就能有一定效果的，只有敏諾西代－丙二醇製劑。這項製劑的缺點，是在使用六個月左右，會開始產生抗體，以及塗抹部位的百分之八～二十可能會出現搔癢、紅斑的症狀。且在連續塗抹六個月以上後，掉髮現象不會再有改善，且使用六個月以上後停藥的患者，百分之九十以上曾經歷大量掉髮（shedding）現象。

我經過了長時間的研究，以及無數次的實驗，發現要提升敏諾西代的效果百分之五十以上，必須選用敏諾西代－右泛醇製劑，並同時使用維生素 A 酸。使用敏諾西代－右泛醇製劑的產品目前市面上已有販售，名字為卡帕西代。維生素 A 酸在市面上名稱為治麗泛 -A（stieva-A），一瓶可使用一年以上，平均下來一個月的藥費約為五千韓圜，非常便宜。記得，一定要先經過醫師許可，拿到處方籤，並且仔細聽完說明。

在使用這項藥品時，有個需要非常注意的地方。因為對光線非常的敏感，一定要將藥放在深色瓶子，並放在陰暗的地方保存。睡前塗抹後，一定要關上燈睡覺。如果不這麼做的話，藥品受到光後產生反應，會讓效果大幅降低，且還可能對塗抹部位造成刺激。另外要注意的是，要先使用卡帕西代，並且在使用兩小時後，再塗

抹維生素 A 酸，這樣一來可以達到最佳生髮效果。利用以上的方法，可以使敏諾西代最大的缺點－引起過敏反應、停藥時的大量掉髮現象，減少百分之四十以上。

如果再配合使用三合一酵素複合物療法，敏諾西代的副作用——過敏、搔癢的症狀可減緩百分之九十以上，且停藥後的大量掉髮現象也能減少百分之五十以上。尤其是對患有脂漏性頭皮炎的掉髮患者來說，併用三合一酵素複合物療法可得到非常卓越的效果。順帶一提，目前各大藥廠主要生產濃度百分之五的敏諾西代，美國及歐洲的醫生，給大部分女性掉髮治療時所開的處方也是濃度百分之五的敏諾西代，而不是濃度百分之二的。而韓國的大學附設醫院，也漸漸地開始順應這股趨勢，使用濃度百分之五的敏諾西代來治療女性掉髮。

或許你會感到十分疑惑，為什麼這麼重要的酵素，直到現在都沒有相關研究呢？

大部分的醫生知道造成掉髮的主要原因為 5α 還原酶。既然有對毛囊形成帶來負面作用的酵素，應該也要有能帶來正面作用的酵素才對，只是醫生們大部分只專注在研究造成掉髮的酵素（5α 還原酶），對能夠生髮的酵素（三合一酵素複合物）不怎麼有興趣罷了。這是因為，他們認為負責消化、分解、代謝的酵素，在人體內

源源不絕。

但根據我的研究，人體內的酵素是會逐漸枯竭的，因此一定要從外部補充。我也是醫生，但我對於醫學院仍是有感到非常惋惜的部分。回顧在醫科六年的課程以及在附設醫院中實習的期間，從來沒有一項科目是關於患者的食療。

因為吃到不對的東西而生病看醫生時，醫生並不會告訴你關於食療的方法，因為醫生自己從來不曾正確地學習過。甚至還有醫生會在長期與癌症抗戰，好不容易康復的患者問道：「接下來該怎麼做？」時，回答道：「放心地愛吃什麼就吃什麼。一年來檢查一次就行了。」我自己在附設醫院中實習時，除了糖尿病的患者外，我不曾看過大學教授、各科科長級的主治醫生詳細地對病患講解食療方法。為什麼？因為醫生自己在課程中，不曾學過任何關於營養學、食品科學的知識。身為醫生，我覺得很慚愧，也對患者很抱歉。

你現在二十多歲，而你的父母大約六十歲。假設現在你與父母，都各吃一碗炸醬麵與糖醋肉。二十歲的你，吃下這些東西身體能夠好好地消化。但你的父母呢？一次吃下這些食物，父母的身體能像你一樣好好地全部消化嗎？

當然不是了。父母的消化能力，明顯不如你。這是因為生活了接近六十年的時間，體內的酵素不停地被使用，漸漸地枯竭關係。隨著年紀越大，消化不良、體力不如從前的原因，正是因為消化酵素、代謝酵素、分解酵素不足。年輕的時候，吃得越多的人，就越可能酵素不足。我們身體裡的酵素，並不是取之不盡，用之不竭的。人體內的酵素並不是只用來消化、代謝、分解，對毛髮生長也很重要。如果懂得如何調節體內酵素，讓酵素的作用集中在毛髮生長上，你就能夠生髮。

生髮的三種方法「三合一酵素療法」

第一，減少進食量的百分之三十三，並以糙米、蔬菜、水果、堅果類為主要食物。消化、代謝、分解酵素中都含有「生髮的動力（momentum）」，這項東西，扮演著使毛囊分化、生長的角色。當減少進食量，這股動力就不會用在消化、代謝、分解食物上，而能夠集中使用在毛髮生長。尤其是像肉類、海鮮、雞蛋、牛奶等食品中不含有任何的酵素，為了消化這些食物就得消耗體內的酵素。而像糙米、蔬菜、水果、堅果類中則原本就含有大量的酵素以及輔酵素，多吃這類食物，就可節約體內的酵素。食療是最難徹底執行的，但這是促進生髮的基本。一定要記得，酵素並不是源源不絕提供的，而是會漸漸枯竭。硬要說這個方法的缺點，就是剛開始會感受不到飽足感。

第二，使用以魚腥草、紫蘇葉、綠茶葉這三樣東西製成「三合一酵素複合液」。這個酵素液中含有大量強力的抗氧化、抗發炎、抗 DHT 成分。在食療的基礎上，再使用酵素液，更能節約體內儲藏的酵素，集中生髮的動力。另外，酵素液中對身體有益的微生物與乳酸菌還可以抑制有害細菌、黴菌、毛囊蟲的繁殖，減少皮脂分泌，促進頭皮血管血液循環。

第三，服用菲那雄胺，並配合使用敏諾西代－右泛醇－維生素 A 酸組合。當掉髮種類屬於雄性禿時，服用以菲那雄胺為製劑的柔沛，可減少引起掉髮的 DHT，防止掉髮。接下來，使用卡帕西代製劑（敏諾西代－右泛醇－維生素 A 酸複合製劑）塗抹於頭皮，使頭皮的血流增加，讓毛髮更加堅固、健康，同時也可達到促進生髮的效果。最後，要同時使用維生素 A 酸，提升卡帕西代的效果，達到增效作用。

第六章
維持健康頭髮的
腦部健康法

我們的思想來自於我們自己

－哥德（Goethe）

為了生髮，
必須先了解你的腦

　　掉髮是一種需要長期使用抗 DHT 療法及食療的慢性疾病。要進行像這樣長期的計畫前，最重要的是先了解我們的腦。我們必須了解自己的腦，領導它、戰勝它，才能絲毫不動搖，長期地抗戰，達成生髮的目標。而且，即使你成功生髮，只要你不能好好地控制大腦，就很可能再次經歷掉髮。如果不想重蹈覆轍，首先要做的正是具有控制腦的能力。

　　在進行掉髮治療前，要先知道腦的本性。腦是很單純的，很容易產生錯覺。因此要想辦法讓腦產生好的錯覺，而不是壞的錯覺。根據最近的腦科學研究結果，不是心支配著我們的腦袋，而是腦支配著我們的心、影響著我們的決定與行動。不管是誰，應該都曾經有這樣的經驗。某天突然感覺非常的憂鬱，但其實心裡並沒有這樣想，這就是因為，比起我們的心，腦的作用更強。腦

是根據圖像（patterning）來作用的。舉例來說，現在你坐在鋼琴前，架上擺著以前演奏過的琴譜。在你開始讀這個樂譜前，換句話說也就是你還沒想起樂譜之前，你的手指頭已經自然地開始彈奏。或是我們站在家門口，還沒想到家裡密碼是幾號，但手指頭已經開始按號碼。像這些例子，看起來像是我們的意志在行動，但其實是腦的圖像作用所造成。腦在我們還沒有想到前，就已經連接起神經突觸（synapse）。根據實驗，腦的反應要比我們的想法快上〇‧七五秒。

　　再舉個例子說明。當我們生氣時，打了朋友。你是心裡想著：「我想要打你」所以才打的嗎？不是的。但往往在打了之後，腦會將你的行為合理化（reasonalization）。換句話說，在想法形成之前，你已經打了朋友，在打了之後你的腦對心說明狀況：「一開始就想打他了，所以才打的。」一般來說，我們認為人類是理性的動物，只有人類會隨著自由意志做出選擇、行動。但從腦科學的角度來看，腦操縱了我們的心與行動，所謂的理性，不過是將行動的結果合理化。

　　就如同女人在名牌店裡，跟隨自己的自由意志買下了名牌貨，但其實是因為腦的衝動下所做的選擇，在買了之後再合理化這個行為罷了。

圖像作用的極端，就是又被稱為「第二個天性」的「習慣」。我曾經聽過因為假髮發生殺人事件的情況。在夜店裡跳舞，開心放鬆地玩時，其中一人想開玩笑，就把朋友的假髮給拿下來。感到丟臉的當事人非常的生氣，兩人一言不合打了起來。之後暫時和解，前往其他地方。到了餐廳的兩人，酒喝著喝著，情緒又突然激動了起來。假髮被拿下來的人生氣，拿下別人假髮的人覺得對方太開不起玩笑，再次扯下對方的假髮，兩人又打了起來。被扯下假髮兩次的那人，突然衝向廚房，拿著菜刀回來。接下來發生的事情，是即使後悔也無法挽回的事情。會發生這起事件，原因來自於酒。因為酒精一旦進入了腦部，已經習慣「動作比說話快一步，且變得十分激動」的圖像作用就會出現。

　　在喝酒或聚餐的場合時，一定會有某一群人，顧著喝酒、大聲喧嘩。有些人，在聚會一開始，明明都還彬彬有禮，與大家互相寒暄，回憶過去。但喝了酒後，就開始大聲指責對方、說別人壞話。這些人只是因為喝醉才這樣嗎？不是的。比這些人酒喝更多、更醉卻依舊安安靜靜的人更多。發酒瘋正是代表性的腦圖像作用之一。喝酒時發酒瘋的人，不論在多高級的場合、喝多昂貴的酒，都會出現這樣的習慣，照樣發酒瘋。這是因為

他不受理性控制，而是受圖像控制的緣故。只要出現一次這樣的行動，腦就會記下來，下次就會再出現圖像作用。這些行為正確不正確，根本不重要。

　　腦從原始時代開始，就以生存為重點作用到現在，以自我為中心發展出各種功能。因此在一開始，顧慮到速度與效率，只想重複已圖像化的行動。這就是為什麼，人們總是說：「喝酒要向大人學習」的緣故。有些人，沒有向大人學習喝酒，往往會養成不好的習慣，只要一喝醉酒，就容易亂說話、做出不合常理的舉動、亂丟東西、隨便找人打架。只要一次，你的腦就記住了這個圖像，未來就會自動做出這些行為。換句話說，雖然理性上知道不應該這麼做，但腦中的圖像已經促使你做出動作。即使知道未來會後悔仍會做出這些事情，也是因為腦的圖像作用所造成的。

　　賭博也是一樣。一旦成癮後就很難戒掉。我們所熟知的名人中，也曾經看過明明個性很溫和、知名度又高，但卻無法戒掉賭博，導致形象全毀的情況。這些人一開始並不是因為喜歡賭博才變成這樣，而是因為人腦中的圖像作用所造成的。第一次只是想試試看，腦就形成了圖像，接著就不由自主地成癮。

　　如果沒有先正確了解腦的圖像化作用，並且努力去

克服它，在治療掉髮的路上會遭遇到很大的困難。相反地，如果我們能好好了解我們的腦、征服我們的腦，我們就能戰勝圖像化作用，甚至是形成生髮的圖像。

我們的腦很容易形成圖像

我們很習慣，白雪公主就是有像白雪一樣白皙的皮膚、櫻桃般的紅唇、魅惑人心的美；而後母就是像魔女、巫婆一般，長得惡毒又討厭。善良的老鼠長得很可愛，不好的老鼠則長得很噁心。為什麼在童話故事中，總是將善良又美麗的人與長得不好看、內心醜陋的人放在一起對照登場呢？這種說明方式是很危險的，不要說與實際狀況有出入，這樣兩極化的對照，很容易影響人的思考方式。換句話說，這樣的二分法思考方式，會形成圖像。而且我們從小就聽這樣的故事長大，腦內的圖像也早已根深蒂固。

對於腦內的圖像早已固定，堅持己見的人來說，掉髮治療很不容易。這些人大部分都有著兩極化的情緒，對自己掉髮感到非常憤怒。換句話說，他們不會試圖去想了解自己頭皮的狀況、掉髮的真正原因，而是執著於上天不公平、為何要讓這種事情發生在自己身上。處於這種情緒狀態投入治療，治療的效果當然不好。這樣的

現象很容易出現在腦內圖像已固定的人身上。

　　《誰說人是理性的！（Predictably Irrational）》的作者丹‧艾瑞利（Dan Ariely），是美國十分著名的經濟學家。他在十八歲時，因為鎂爆炸，使他除了眼睛及鼻子外，全身百分之七十的皮膚三度灼傷。光是燒傷治療就耗費了三年，全身蓋滿了人工皮膚。在病床上的那段時間，他觀察了許多人，發現了一個十分有趣的現象。將三合一咖啡放在紙杯裡，給人喝後問他們味道如何，大部分的人說：「不怎麼好喝。」如果再問：「你會花多少錢買這杯咖啡？」，他們則會嗤之以鼻地說：「這種咖啡誰要花錢買啊！」接著將一樣的三合一咖啡，放在英國王室御用瓷杯裡，並在一旁放上價值連城的茶壺，向大家說，這是英國王室成員們所使用的杯子。大家的反應則一致認為：「好喝！」且會用上天花亂墜的讚美詞，讚揚這杯咖啡。甚至還有些人，會在喝完後要求再來一杯，或說：「咖啡口味這麼好，真想跟您討論關於一起開咖啡店。」諷刺的是，這些試驗對象，都是對自己的味蕾有高度自信的大學教授、貴婦等上流階層。

　　透過這個試驗，我們可以知道腦是非常單純，很容易產生錯覺。所以讓我們利用這個特點，使腦產生好的錯覺吧！在掉髮初期，許多的患者往往會帶有憤怒的情緒，

但這股情緒會讓腦產生不好的錯覺，對掉髮非常不好。因此要好好了解我們的腦，這樣掉髮就能快速地好轉。

如果說華特‧迪士尼（Walt Disney）是個能力很強的人，那麼他的老婆絕對在他之上。迪士尼第一次畫老鼠時，原定的出版社對他說，美國人最討厭的動物是老鼠。但是迪士尼的老婆對他說：「如果是老公畫的老鼠，一定能在美國人心目中留下一席之地。」給了老公莫大的鼓勵與勇氣。結果也正如迪士尼老婆所言，米老鼠（Mickey Mouse）紅遍世界。後來，迪士尼設計了迪士尼樂園（Disney Land），但在完工前幾個月，他離開了人世。在完工當天，迪士尼老婆代替過世的老公出席活動剪綵。到場的記者對他說：「華特‧迪士尼沒能看到迪士尼樂園完工的模樣，一定很難過。」但迪士尼的老婆這樣回答記者。她說：「我的老公已經看過迪士尼樂園了。他在心中已經描繪過這個樂園好幾年，現在樂園完工的模樣，與他心目中看過的樣子是一樣的。因此我一點也不感到傷心。」

透過這個故事想告訴你的是，如果你能夠引導你的腦袋，那麼能決定腦中圖像作用的主人，就是你自己。想達成的願望，靠著持續地想像，成為正面圖像的主人，你所想的就會實現。曾經出版過非常多本成功相

關書籍的作者丹尼斯‧衛特利（Denis Waitley）也曾說過：「你所想的，或是你所害怕的，一定會實現。因為身體必定會讓你內心深處的東西具體實現。」

成功的企業家安德魯‧卡內基（Andrew Carnegie），也曾經只是個沒有錢的臨時工。但是一週中一定有一天，他會在下班後把自己打理乾淨，換上西裝、打上領帶，前往凱迪拉克（Cadillac）賣場外，站上一整天，想像自己開著帥氣的凱迪拉克的模樣，直到它關門。雖然當時他沒有能夠買凱迪拉克的錢，但他在腦海中不停地具體化自己開著凱迪拉克的模樣。最後，他成為了美國第一的鋼鐵大王，將自己曾盼望的未來現實化。如果你能夠利用正面的腦圖像作用，就能夠實現自己所盼望的未來。

美國的小說家納撒尼爾‧霍桑（Nathaniel Hawthorne）的著作《人面巨石（The Great Stone Face）》中，主角歐內斯特（Ernest）常在心裡描繪著巨石臉孔，最後他自己變成了人面巨石。相信自己所夢想的東西一定能夠得到，並且在腦海裡不停地想像自己達到目標後的模樣是很重要的。就像迪士尼在腦海裡想像上千、上萬次迪士尼樂園，最後成功讓迪士尼樂園完工一樣，有著掉髮問題的各位，請在內心中不停地想像，未來自己生髮後的茂密模樣。

去做腦不喜歡的事情

想要戰勝腦的圖像化作用，該怎麼做呢？很簡單，只要做與腦喜歡的相反事情就行了，也就是選擇腦不喜歡做的事情來做。去吃不想吃的東西、去做覺得很煩、很難的事情、在不想起床的清晨起床、即使不想也要準時睡覺。

利用這樣的方法控制腦，會對生髮帶來什麼樣的影響呢？在不想起床的清晨起床，被陽光照射後，血清素會增加分泌；準時睡覺，會分泌褪黑激素（melatonin）及成長荷爾蒙，讓內分泌系統穩定。這樣一來，你就自然地會看起來年輕，也能給生髮帶來幫助。相反地，如果一直吃腦喜歡的，甜、鹹、油膩的食物，會怎麼樣呢？你要知道，現代人最常出現的疾病，掉髮、糖尿病、高血壓、肥胖、代謝型疾病的原因都來自於這裡。

腦的重量約為一・三公斤。大約為身體體重的六十分之一，卻使用了全身百分之二十的血糖，與身體相比如此小的腦，卻要使用全身百分之二石的能源。不只如此，全身五分之一的血液也用在腦。因此，如果你很認真念書、思考，就會感到肚子餓。

被勒住脖子會死，並不是因為沒辦法呼吸才死。海女們十分鐘不呼吸也不會死。會死是因為勒住脖子時，

血流被阻擋的緣故。腦只要血流被阻擋三分鐘，就會死，因此腦會以自己的生存為優先，來判斷所有事情。它只會關心眼前、當下自己的情況，不會去思考之後的事情。站在腦的角度來看，正確不正確、理性不理性根本不重要。

當腦想要什麼，就馬上滿足它，這樣一來，它就只會將先前經歷過的事情圖像化，並且想反覆地做這些事情。先前曾經說明過，腦的圖像會形成習慣，極端的圖像化則會造成上癮。雖然腦非常喜歡上癮，但上癮對我們的身體非常不好。因為上癮會使我們體內的能源與血糖枯竭，即使你早已身心俱疲，腦也不會叫停。但我們不只是要起動我們的腦，還必須讓整個身體運轉。深夜裡，腦告訴你它很餓，想打開冰箱找吃的；但我們的身體事實上卻不應該在深夜裡吃東西。這時，如果你不順從腦的意思，就會變得健康。

腦喜歡向前走，但為了身體偶爾也要倒退走路；腦只想使用右手（左撇子則是左手），但為了身體健康的均衡，也要使用左手。精神狀態也是一樣，腦不喜歡的讀書、冥想、祈禱，都對我們的精神健康有很大的幫助。

因為腦很自私，所以它只會要求它需要的東西，不

會去注意到身心的需求。因此邁向健康的路是很苦的，當你走上苦行之路，也就代表著你越來越健康。

　　腦並沒有最尖端的技術、最先進的裝備，從原始時代開始到我們出生的現在，幾乎沒有改變，維持在最原始的狀態。在原始時代，人類不需要讀書、不需要製作東西，除了食慾、性慾、睡眠慾、攻擊慾外沒有了。從狩獵到懂得農耕、定居，人類逐漸不再是只為了生存的存在，開始有了宗教、哲學，進一步還有發明與發現、文化與藝術……等等。沒辦法將既有的細胞破壞再開出新的路，因此在空隙中鑽出一條條新的路線。

　　人類往往認為，自己是理性的存在，因此可以決定、操縱自己的心。但那也不過是錯覺罷了。並不是我

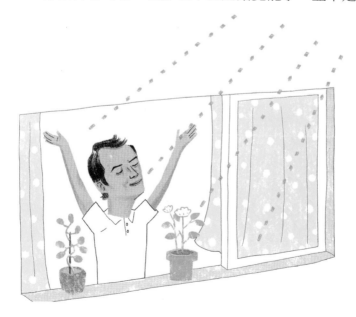

們操縱腦，而是腦操縱著我們。因此如果滿足腦的所有需求，就會走上錯誤的路。

另外，腦並不會為你的健康負起責任，當然也不會負責你的人生。因此你不能順著腦的意思行事。一直將腦所喜歡的飲食吃下肚，一開始或許會很滿足，但腦也是身體的一部分，最後它也不得不投降。舉例來說像是高熱量飲食、酒、菸、毒品。

以素食為主食，謹守少量飲食原則，十分健康的人，不在乎腦所發出的衝動信號，而是仔細地去聆聽身體所發出的微弱信號，最終贏得了勝利。當你想吃什麼東西時，腦會試圖告訴你，這樣東西是身體所需要的，但其實這就等同於欺騙自己的健康。難道我們想喝酒，是因為酒對身體很好嗎？想喝咖啡，難道是因為身體需要咖啡因嗎？不是的。要記得，腦是將生存與追求娛樂放在優先位置的存在。不要順從腦所發出的信號，而要想辦法聽聽身體內細胞的需求。

腦成了心的主人，人類才會吃很多、喝很多、晚睡覺、沉迷於毒品或賭博。不要讓腦給控制了，要讓自己的心成為腦的主人，我們自己成為心的主人。從今天開始，選擇腦討厭的事情來做吧！這是讓你踏上健康的第一步，也是預防掉髮、促進生髮的基礎。

有助於生髮的
腦神經傳達物質

　　如果有看過德國作家安東・史奈克（Anton Schnack）的作品《初吻》，書裡頭用「令人迷茫的暈眩」來形容初吻。當遇到心儀的異性時，腦會感到暈眩，陷入無法自我調節的狀態。在看到異性的瞬間會有生理反應，對異性產生情感，這時會分泌苯乙胺（phenylethylamine）、多巴胺（dopamine）、催產素（oxytocin）……等，讓你對對方產生「好感」，同時，腎上腺素也會喚起性慾。「腦神經傳導物質→情感」的關係成立。

　　超過數十種的腦神經傳導物質，會隨著你的心思而分泌不同的出來。簡單解釋，「心思→腦神經傳導物質→情感（包含生理反應）」。舉例說明，當在捷運裡，有人對我笑時，我心裡所想的，會決定這是他對我的好感

表現，或是帶有嘲笑的意味。接下來，我們會決定對此採取好態度或是攻擊態度作回應。

這些看起來都是自己的選擇，但當採取好態度時，會分泌出多巴胺、血清素……等；當採取攻擊性的態度時，則會分泌出腎上腺素，造就了完全不一樣的結果。結果的差異，決定你是多一個朋友還是多一個仇人。也就是說，對待外來刺激的結果，取決於自己的心念。

「幸福不是得到，而是找到」這句話，從腦科學的角度來看也非常的正確。隨著你心思上的差異，分泌出不同的物質，使身體的反應及行動方式改變。換句話說，可以隨著我們的心意變化的神經傳導物質，進而使身體產生變化，也適用在預防掉髮與治療掉髮上嗎？答案是肯定的！如果能夠順利調節，生髮會變得更容易，人生也能如你所願地改變。為什麼？因為對刺激的不同心情所造成的反應，就會影響到我們的健康與性格。為了預防掉髮、促進生髮，現在開始更進一步了解腦中的物質吧！

苯乙胺（phenylethylamine）

苯乙胺是當彼此的情感超越了好感的階段，產生強烈的愛情時所分泌的物質。莎士比亞（William

Shakespeare）的著作《仲夏夜之夢（A Midsummer Night's Dream）》中寫道，戀人們睡覺的時候，「愛情的魔藥」會降落在眼皮上，當醒來的時候，你就會與第一個看到的人陷入愛河。我想這個魔藥，大概是「苯乙胺」吧！它是讓我們對某個人產生強烈愛的欲望的物質。羅密歐與茱麗葉之間火熱的愛情，也是因為這個物質。常說的「眼睛蒙上了豆子膜（註：意思近似於情人眼裡出西施）」，指的也是苯乙胺分泌所產生的作用。但就像豆子膜很容易脫落，苯乙胺的壽命也不長。另外，豆子中所含有的氨基酸之苯丙氨酸（phenylalanine），進到體內後，會轉換成苯乙胺。這樣看來，俗語中的豆子膜與苯乙胺還有點關聯呢！

這項物質的中毒性很強，因此會讓人陷入愛情、提高性慾，但隨著時間過去，就會產生抗體。隨著人的不同，有的人只要幾天就會產生抗體，有的人則是幾年。花花公子就是屬於短時間內就會產生抗體的類型。當出現了抗體，會開始厭倦對方，迎來倦怠期，甚至發生激烈的爭吵。也難怪人們會說，夫妻是為了吵架而見面的。

對陷入愛河的戀人來說，擁抱、親吻等肌膚接觸，要比吃東西來的重要。這是因為苯乙胺屬於情慾荷爾

蒙，同時會產生抑制食慾的效果。雖然在心愛的戀人面前說自己吃不下，大部分都是在裝，但在科學上還是存在著證據的。因此，熱烈地愛著某個人時，也是一種減肥的方式。人們常說戀愛會變美，可能是因為苯乙胺的作用，讓食慾降低、變瘦，因而變得更美。但當產生了抗體，荷爾蒙的分泌量減少時會怎麼樣呢？情感變得不再澎湃、抑制的食慾重新回來。失戀時的情況就像這樣。進入婚姻倦怠期的時候，也會因為苯乙胺的減少，體重增加，體型變得越來越像大叔、大嬸。

巧克力中含有大量的苯乙胺，結論來說，巧克力可使苯乙胺的作用持續，讓人感受到濃烈的愛情。這大概是情人節送巧克力的原因之一。另外，巧克力中的苯乙胺，扮演著防止多巴胺流失的角色，有助於維持充滿創意、挑戰的好心情。

血清素（serotonin）

腦內啡（endorphin）常被認為是使人感到幸福的荷爾蒙，但其實腦內啡只是暫時地減輕痛苦。實際上讓我們感到幸福的物質是血清素。如果說苯乙胺是波濤洶湧的荷爾蒙，那血清素就是帶給我們安定、幸福、共鳴的

精神戀愛（platonic love）荷爾蒙。血清素是生髮的必要荷爾蒙。負責扮演使左腦與右腦協調角色，心情非常好的一種荷爾蒙，主要在祈禱、冥想等穩定的狀態時分泌。

催產素（oxytocin）

催產素的字面意思指「早點出生」，是種促使子宮收縮、分娩順利、促進乳汁分泌替哺育母乳做準備的根本愛情荷爾蒙。媽媽體內的催產素增加，所謂的母性會出現，像本能般自然地去愛孩子。生理上，它能夠促進

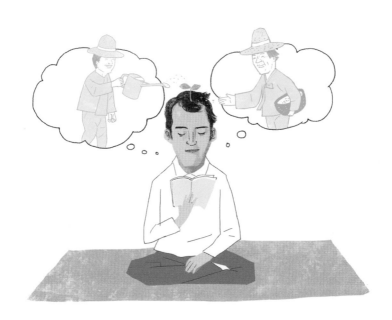

分娩、乳汁分泌；精神上，它是媽媽與孩子形成親密關係時必要的荷爾蒙。媽媽有催產素，爸爸則有血管加壓素（vasopressin），就像催產素能刺激產生母愛，血管加壓素是能夠促進產生父愛的荷爾蒙。原為抗利尿荷爾蒙，但在配偶分娩前後期，數值會上升。

在美國，有一對一直沒辦法成功懷孕的夫妻。他們去過非常多的不孕門診，卻一點效果也沒有。有一天，社區的孩子帶來了一隻被遺棄的小貓給太太。太太將小貓帶到獸醫院，但是醫生卻告訴她，這隻小貓因為沒有喝到母乳，很快就會餓死。但是太太卻沒有因此而放棄小貓。太太全心全意地愛護、照顧這隻小貓，幫牠做一個家、將牠抱在懷裡，在不知不覺中散發出母愛。奇蹟發生了，小貓活下來，太太懷孕了。媽媽對孩子的愛，促使荷爾蒙催產素分泌，讓這對夫妻奇蹟似地懷孕。這個故事是發生在美國的真實故事，人類雖然受荷爾蒙所支配，但也能夠透過自身的情感，生成荷爾蒙。人類是多麼奇妙又不可思議的存在啊！

增產素擁有對抗壓力荷爾蒙的能力，能使免疫力增強，提升自然治癒力。增產素與性相關的部分，則是能夠提升性所帶來的快感與高潮，得到性方面的滿足與快樂。促進增產素分泌的方法是什麼呢？不需要什麼很困

難的東西。簡單的擁抱、身體接觸、愛的對話是最強的特效藥。簡單的沐浴及按摩也能使分泌量增加。當發生以愛為前提的性行為時，增產素的數值會達到最高。但是如果是雙方沒有愛戀的一夜情，並不會使身體分泌增產素，相反地，還會分泌憤怒的荷爾蒙腎上腺素。

多巴胺（dopamine）

老虎伍茲（Tiger Woods）原本是所有運動選手中，大眾票選最有好感的人物，但在爆出他患有性成癮症時，瞬間變成大眾心目中印象最差的運動選手。不只是他，人氣很高、廣受大眾喜愛的明星，沉迷於賭博的消息一出，大眾看待他的態度完全改變。站在我們身體的角度來看，性愛與賭博都是很累人的一件事情，為什麼我們的腦卻總是想做愛、賭博呢？這是因為我們的腦十分享受快感。與此相關的荷爾蒙，正是多巴胺。

多巴胺能夠調節特定的肌肉收縮、鬆弛，對實際行動、快樂、慾望有很大的影響。在學業成就方面，如果分泌過多的多巴胺，或許能使人發揮出潛在的天才，但也可能使人瘋狂。梵谷（Vincent van Gogh）、電影《美麗境界（A Beautiful Mind）》中的納許博士、詩人夏爾·波德萊爾（Charles Pierre Baudelaire）、費奧多爾·

杜斯妥也夫斯基（Fyodor Dostoevsky）等人，都是多巴胺分泌過多，介於天才與瘋子之間的人物。當多巴胺分泌過多，可能會造成精神分裂或是躁鬱症；相反地，當多巴胺分泌不足，就可能造成憂鬱症、帕金森氏症（Parkinson's Disease）。

我們的情感，大多由多巴胺而來。當達成某個目標、得到某樣東西時，大腦會啟動補償機制（cerebral reward circuit），分泌多巴胺，感受到快感。多巴胺的最大問題，是它的成癮性。西洋冒險家的心理狀態與韓國人的工作狂症狀（workerholic），都是多巴胺過度分泌的結果。酒精中毒、菸不離手、毒品成癮、網路成癮都是一樣的。這些東西能夠讓多巴胺的數值瞬間飆高，讓人感受到極大的快感。想要持續維持這樣的快感，因此不停重複地從事這些行為，最後導致上癮。當成癮後，大腦補償機制的神經組織會變得肥大，需要更強力、更頻繁的刺激。正因如此，酒、菸、毒品、性愛、網路的「需求量與次數」不受自主意識控制，不停地增加。這也是為什麼成癮如此可怕的原因。

看到這裡，你可能會有疑問：多巴胺是很危險的物質嗎？答案是否定的。只要適當地分泌，它可幫助你擁有充滿創造力及熱情的生活，讓你用活力又積極的態

度、正面思考來面對人生。好好利用多巴胺，還有助於減肥。這句話的意思不是要你去注射多巴胺，只要細嚼慢嚥，就能讓多巴胺適當分泌，防止過量飲食及暴飲暴食。

換句話說，只要你好好管理多巴胺，你也能像畢卡索（Picasso）、愛因斯坦、賈伯斯一樣，過著帥氣又充滿創造力的人生。但要記得，要小心像賭博、酒、菸、毒品、性愛、遊戲等容易成癮的東西，一旦成癮，就很可能陷入萬劫不復的深淵，像海德（Hyde）殺了化身博士（Dr. Jekyll）一樣，放任這股癮毀滅自己。

卡皮蘭諾的法則（Capilano Suspension Bridge experiment）（吊橋效果）是腦的玩笑嗎？

當我們感受到來自異性的魅力，或是墜入愛河時，腦中會開始產生多巴胺。但是多巴胺也會在我們感受到危險，陷入恐懼時分泌。當處於這種情況時，我們會誤以為恐懼是愛情的心動感，這就叫做「卡皮蘭諾的法則」。

卡皮蘭諾的法則是來自一九七四年加拿大的心理學家唐納德・達頓（Donald Dutton）與亞特・亞倫（Art Aaron）所做的實驗。實驗內容如下。在北溫哥華的卡皮蘭諾峽谷

（Capilano Canyon）有兩座吊橋，一座橋面寬僅一點五公尺，且不停地左右搖晃。距離橋七十公尺下是洶湧的急湍，佈滿奇形怪狀的石頭。另一座橋則在上游，橋較低，且不會搖晃十分堅固。實驗找來兩組男性，分別穿越兩座橋，橋的另一端安排一位女性負責做問卷調查。女子在結束對男性的訪問後，告訴男性如果之後有任何問題都可以打電話，留下了電話號碼。走過搖晃可怕的橋的三十二名男性中，有九名撥打了電話；而走過堅固橋的三十二名男性中，則只有兩名撥打了電話。

與心儀的異性一起搭雲霄飛車，成功的機率較高，正是卡皮蘭諾法則的例子之一。雲霄飛車能夠引起相當程度的緊張感及恐懼，促使多巴胺大量分泌，使我們心跳加速，陷入興奮狀態。因為腦會將這樣的緊張反應誤以為是對異性的好感，就結論來說，會讓雙方的好感度上升。

腦內啡（endorphin）

「大家心情很好吧？為了讓腦內啡大量分泌，請大家多多笑吧！保持愉快且正面的想法，可使腦內啡分泌。」雖然這是常聽到的話，但其實完全是錯誤的。心情好時其實會抑制腦內啡，分泌多巴胺與血清素。

一九七五年，在我們腦中發現了比嗎啡（morphine）效力強上數十倍的麻藥。將「endo（內在的）」與「morphine（嗎啡）」兩個字結合，稱為「腦內

啡（endorphin）」。我們的身體在受到壓力時，為了對抗壓力，會分泌荷爾蒙，如促腎上腺皮脂激素（ACTH）、黑色素細胞刺激激素（MSH），接著會分泌強力的止痛荷爾蒙，也就是腦內啡。腦內啡是當遇到巨大的壓力時，為了緩解壓力而自主分泌的荷爾蒙。因此腦內啡分泌的時機並不是一般認知中心情好的時候，而是受到極大壓力時才對。

得到樂透頭獎時，處於極度興奮狀態的人，身體內會分泌腦內啡嗎？當然不會。當你耗盡所有財產買樂透，卻沒有中獎時，才會分泌腦內啡。還有，偶爾我們總會感覺頭痛得不得了，非常想吃止痛藥。但是不吃止痛藥，忍過一段時間後，就會自然而然地好轉。這是因為扮演止痛藥角色的荷爾蒙腦內啡分泌的緣故。心情好時，腦內啡會被抑制，不會分泌；當遇到巨大壓力時，才會分泌。

馬拉松比賽中有所謂「跑步者的愉悅感（runner's high）」，這是指馬拉松選手在跑超過三十五公里以上，身體感受到很大的痛苦時，腦內的血流會減少，分泌腦內啡，使選手突然感受不到痛苦，能夠繼續跑下去的瞬間。在面臨人生最大的壓力——死亡的那一瞬間，會分泌最多的腦內啡。因此在瀕死時，會感受到莫大的喜悅

（euphoria）、甚至是出現幻象。與自然界其他的動物一樣，人類在生命面臨到威脅時，會發揮出超人的力量，腦內啡是在緊急狀況時分泌的人類生存荷爾蒙。

腎上腺素（adrenaline）

電影《腎上腺素24》中，可看到渾身肌肉的男主角注射腎上腺素，瘋狂破壞的畫面。在第二次世界大戰時，日本的自殺特攻隊——神風特攻隊，出戰前曾經有使用腎上腺素的紀錄。到底腎上腺素是什麼樣的物質呢？

腦中的血壓調節中樞裡最重要的神經傳導物質之腎上腺素，許多人誤以為它只是恐懼與憤怒的荷爾蒙。腎上腺素的功能之一，是在起床開始活動前，提供肌肉葡萄糖，以及使心博數增高，增加供給人體活動所需的血液及氧氣，讓血壓維持在穩定的狀態。當腦神經細胞收到壓力訊息時，會對腎上腺傳達信號，使腎上腺素分泌至血液中，這時腎上腺素為了對抗壓力、保護身體，會讓心臟、肌肉、血管處於緊張的狀態，對抗外來的威脅。另外，在心臟麻痺或是休克時，腎上腺素可使心臟及肌肉所需的葡萄糖增加，是拯救生命的有用荷爾蒙之一。

做為參考，腎上腺素的結構與成就、學習荷爾蒙多巴胺十分類似。腎上腺素、多巴胺、腦內啡三樣就像兄弟關係，又被叫做成就中毒荷爾蒙。成功導向的人之中，許多都有這三樣荷爾蒙的中毒現象。

　　在必要時刻喚醒我們、使身體處於緊張狀態對抗外來威脅的好荷爾蒙，分泌過多時當然也會出現問題。適當地喝一杯紅酒時，可以處於感受到愛與幸福的血清素狀態，但喝了兩、三杯後，就會變成多巴胺與腦內啡狀態。如果繼續喝，就會造成心博數增加，變得興奮，這就是所謂腎上腺素分泌狀態，很容易激動、甚至是做出突發性的舉動。「好好使用就是藥，胡亂使用就是毒」是醫學上亙古不變的真理。

想要有茂密的頭髮，
下定決心很重要

　　腦神經傳導物質不只在身體健康上扮演決定性的角色，對於毛髮成長及掉落也會有影響。但就如前面曾經說明過的，隨著我們的心思，腦神經傳導物質可以受到控制、調節。壓力型掉髮及圓形禿都是很好的例子。

　　當受到壓力，腎上腺素會增加，腎上腺素會使血管收縮。如果供給頭皮血液的後腦部分動脈縮小，頭皮血管的血流就會跟著減少，結果造成供給毛囊的營養及氧氣不足，引起掉髮。這是我們在前面曾經介紹過的壓力型掉髮原理。

　　當除了壓力外，還有許多負面情緒如不安、恐懼、憤怒時，會分泌腎上腺素與腦內啡。腎上腺素及腦內啡過度分泌時，為了對抗外來的敵人，會突然增加一些不需要的白血球、淋巴球、巨噬細胞等。但往往實際上根

本沒有外來的敵人，而是誤將體內的細胞視為敵人。因此這些白血球、淋巴球、巨噬細胞轉而攻擊自己的細胞。如果攻擊的目標為頭髮毛囊細胞時，就會造成掉髮。以上為圓形禿的原理。

有很多人，連小事也沒辦法忍受怒氣，容易與人起衝突。這類人很容易造成腎上腺素及促腎上腺皮脂激素增加，使身體進入警戒狀態，血糖升高。血糖升高會促進壓力荷爾蒙胰島素分泌。不規律的胰島素分泌，會使得男性荷爾蒙的二次代謝物 DHT 增加，造成男女都可能發生的雄性禿。

你的決心決定你的頭髮是一輩子稀疏，或是有再生的機會。你認為生髮荷爾蒙不存在嗎？答案是存在的！為了生髮，必須擴張通往頭皮的血管，使毛囊可以得到充分的營養與氧氣。主要血管為後腦部的動脈，延伸出的許多支流負責供應整個頭皮的血液。和平的荷爾蒙血清素，可使血管擴張，血流增加，促進毛髮成長，並使毛髮黑又堅固。因此保持著穩定的心情、寬恕的心，分泌的血清素便有助於毛髮成長。

接著是愛與情感的荷爾蒙苯乙胺與催產素。這兩樣荷爾蒙可適當地刺激心臟，使心肺功能增強，讓通往頭皮的血流增加，進而促進生髮。我們一直想找到的天然

生髮劑，正是苯乙胺與催產素。因此，為了增加這能促進生髮的荷爾蒙，我們必須有意識地培養愛人的心，以愛及慈悲對待周遭的人。當你做到時，腦便會下令分泌苯乙胺與催產素。

我希望從今天開始，每天抽出固定的時間安定自己的心，去祈禱或是冥想，並付出真心去愛周遭的人。這是使你通往生髮的正確方向。

開始治療掉髮，至今已過了十五個年頭。接觸過無數位患者，身為醫生的我，感覺到自己治療掉髮的目的逐漸在改變。

掉髮治療的首要目的，是克服個人的自卑感，快速地回歸正常社會。人類是社會動物（追求平等），當與別人不同時，就會感到羞恥與自卑。所謂的不同，並不等於錯誤。這是我在傾心研究及治療的過程中，最困難的一部分。

為了讓掉髮的人拋棄過去所受到的傷害、來自他人不友善的對待所造成的自卑，使他們恢復自信，享受人生，比起治療效果，更重要的是靈魂的安慰。

實際與掉髮患者們對話，我體會到一點。擁有高

尚的品格、音樂、美術、哲學、電影素養，或是上知天文，下知地理，擁有豐富的知識、人生經歷，擁有美麗靈魂的這些人，困擾他們的掉髮問題，其實並沒有那麼嚴重。

人是靈魂的存在，而這些擁有美麗靈魂的人，在精神上已經有充分的價值與魅力。因此即使外貌在社會上不是那麼有利，但當我們將眼光放遠，會發現根本不算什麼，外貌能影響的東西有限。

我們是從一個人的態度、幽默感、藝術涵養……等，來感受這個人的魅力。

前面我所說的，治療掉髮的目的逐漸在改變，就是從我這些年來的感受所領悟到的。換句話說，重新回到社會的意思，並不只侷限於掉髮治療，透過愛自己與自我啟發所產生的自信感更重要。

治療的第二個目的，則是掉髮治療療程中不斷強調的改善飲食，達到以糙米及蔬菜為主食，並搭配運動的健康生活。改善飲食，可讓代謝型疾病如糖尿病、高血壓等好轉，還可提升個人生活品質、帶來家庭的安定。許多的患者，由原本的速食及肉類為主的飲食，改變成以糙米及蔬菜為主食後，不只身體變得健康，思考方式

也變得更圓滑，帶來許多正面的影響。

治療的第三個目的，則是替二十一世紀人類共同的問題「人類及地球，能夠一直持續生存下去嗎？」解答。透過實現第二個目的，除了可使個人生活的品質提升外，進而能使世界上的饑荒問題得到解決。

如果養成蔬菜為主的自然飲食習慣，就可拯救無數因飢餓而死亡的人。人類所飼養的家畜，吃的是人類的食糧——麥與玉米，食用家畜的食量，超過人類食量的兩倍以上。愛吃肉的韓國人，一個月只要吃素一到兩次，就能減少許多因飢餓而死亡的人數。

結論，我的掉髮治療目的，是改變掉髮患者的思考及生活方式。這是我十五年來，治療掉髮所得到最有價值的領悟。

現在開始，以一顆愛自己的心，改吃素食、獲得充分的休息、減少飲食量及適度的運動，讓身體更健康，進而達成生髮的目標吧！

高寶書版集團
gobooks.com.tw

HD 075
56天！還你濃密頭髮：掉髮絕對可以根治！
대머리를 기만하지 마라

作　　者　方基浩
譯　　者　顏崇安
編　　輯　尹嘉玄
校　　對　鄭淑慧
封面設計　黃鳳君
排　　版　趙小芳
出　　版　英屬維京群島商高寶國際有限公司台灣分公司
　　　　　Global Group Holdings, Ltd.
地　　址　台北市內湖區洲子街88號3樓
網　　址　gobooks.com.tw
電　　話　（02）27992788
電　　郵　readers@gobooks.com.tw（讀者服務部）
　　　　　pr@gobooks.com.tw（公關諮詢部）
傳　　真　出版部（02）27990909　行銷部（02）27993088
郵政劃撥　19394552
戶　　名　英屬維京群島商高寶國際有限公司台灣分公司
發　　行　希代多媒體書版股份有限公司/Printed in Taiwan
初版日期　2013年11月

대머리를 기만하지 마라 Don't Deceive the Bald
-Complete Guide to Preventing and Treating Hair Loss
Copyright © 2012 by방기호 (方基浩, Bang Ki Ho)
All rights reserved.
Complex Chinese copyright © 2013 by Global Group Holdings, Ltd.
Complex Chinese language edition arranged with EunHaeng
NaMu Publishing Co. Through Eric Yang Agency Inc.

國家圖書館出版品預行編目（CIP）資料

56天！還你濃密頭髮：掉髮絕對可以根治！/ 方基浩著
；顏崇安譯. -- 初版. -- 臺北市：高寶國際出版：
希代多媒體發行, 2013.11　面；　公分. -- （HD 075）
譯自：대머리를 기만하지 마라

ISBN 978-986-185-921-7（平裝）

1.毛髮疾病　2.健康法

415.775　　　　　　　　　　102019316

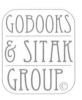